요구르트 박사와 건강 라이프

유산균 먹는 녹슨 폐차

| 김형수 지음 |

도서출판 소망

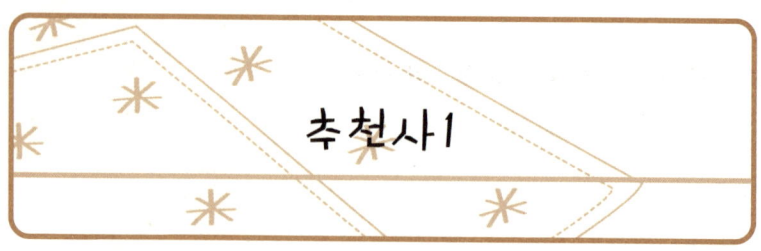

추천사 1

내가 김형수 박사를 처음 만난 때는 1977년이었다. 그 때 나는 북캐롤라이나 주립대학교에서 오클라호마 주립대학교로 옮겼고, 그는 처음 받은 3명의 대학원생 중 한 명이었고 처음으로 받은 한국 학생이었다. 그의 석사와 박사학위 과정 중 지도교수였음을 특권으로 생각한다.

그는 아주 부지런한 학생이었다. 실험실에서도 열심히 일했으며 방학 때는 학교 유가공 공장에서도 일했다. 지금은 너무 오래되어 없어진 유가공 공장 대학원생 방에서 학교 일과가 끝난 저녁에도 머물던 그를 기억한다. 영어도 부족해 공부하기 힘든 시간이었겠지만 그 때 가장 많은 것을 배웠으리라 생각한다. 무엇보다 유산균을 알게 되고 사랑하게 된 기초가 세워졌을 것이다.

박사과정 중에 연구한 유산균은 산업체에서 가장 관심이 있던 '락토바실루스 아시도필러스'라는 유산균이었다. 졸업 후 그는 산업체에 취업하고 유산균 연구를 계속하더니 유산균을 산업화하고자 결국은 회사를 설립했다. 나는 그가 사랑하는 분야의 일을 계속하고 있는 것이 자랑스럽다. 그리고 지금도 각각 학교와 산업체에서 함께 동역하는 사람들로 지내고 있음을 감사하게 생각한다.

그는 연구활동을 통해 여러 가지 업적을 세웠는데 그 중에 자기 회사가 있는 인디애나 주에서 수출상을 받았다. 또 오클라호마 주립대학교 축산과로부터 자랑스런 박사학위 졸업생이라는 영예상도 받았다. 이 영예상은 우리 산업계(축산과 식품)에 중요한 기여를 한 사람에게만 주어지는 상이기에 더욱 가치가 있다. 이 상을 외국인 졸업생으로는 김형수 박사가 처음 받았다.

이 책을 통해 유산균에 대한 아주 좋은 지식을 얻고, 유산균에 얽힌 그의 인생 이야기도 들을 수 있을 것이다. 30년간 이어온 그와의 교제를 미루어 볼 때 독자들은 그가 이루어 낸 감동적인 이야기들을 읽을 수 있을 것이다.

2008년 8월 1일
스탠리 기릴랜드
(오클라호마 주립대학교 섭정 교수,
식품 미생물 분야 석좌)

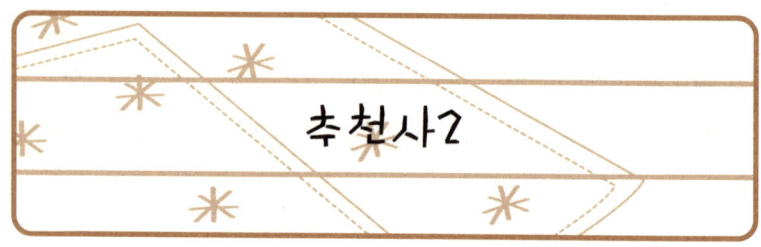

내가 김형수 박사를 알게 된 것은 18년 전쯤이다. 미국에서 박사 학위를 받았는데 요구르트를 만드는 유산균 종균의 전문가라는 것이다. 조그만 체구의 김 박사는 얌전하고 조용한 태도로 학교에서 후진을 가르치고 연구하기에 딱 어울리는 인상이었는데 사업을 하겠다는 포부를 과감하게 밝혔다. 좀 걱정도 되었던 첫 만남이었다.

그 후의 만남을 통해 김 박사의 다른 면들을 알게 되었다. 학회에 발표되는 좋은 논문들을 사장하지 않고 실용화하여 우리의 삶에 도움을 주는 제품을 만들겠다는 계획을 그에게서 들었다. 그는 유산균의 프로바이오틱스로서의 기능성에 관심이 많았고, 연구와 산업화를 함께 연결해 나가는 일들을 재미있어 했다. 건강하게 살아가는 방법을 함께 나누기 원하는 그의 마음도 알았다. 무엇보다도 유산균에 대한 사랑과 열정이 있음을 보았다.

이번에 그가 쓴 글을 접하면서 다시 한 번 그의 소박한 꿈을 확인했다. 자신이 가진 것, 느낀 것, 유익한 것을 나누기 바라는 마음과 유산균 연구와 생산을 하면서 익어가는 그의 인생을 엿볼 수 있었다. 누구나 느낄 수 있는 감정들, 연약함을 바꾸어 다른 사람의 삶이 풍성해지기를 바라는 그를 만난 것이다.

또한 유산균과 요구르트에 관한 전문적인 내용을 많은 사람들에게 쉬운 말로 전하고자 최선을 다하는 그의 노력을 엿볼 수 있었다. 이 책을 통해서 독자들이 전문적인 지식을 재미있게 읽길 바란다. 왜냐하면 우리에게 다 유용하고 좋은 내용들이기 때문이다.

그가 나름대로 건강한 삶을 살아가는 방법을 제시했을 때 우리 모두가 알고 있는 것 같지만 잊고 지내는 것들을 다시 기억할 수 있어 좋았다. 건강을 위해 삼각형의 균형을 기억하면서 김 박사가 균형의 삶을 추구하듯이 우리도 균형의 삶을 찾아 나가게 되길 바란다. 무엇보다도 열정을 가지고 사는 것이 중요함을 다시 한 번 확인시켜 주었는데 모두가 공감할 수 있을 것이다.

미국 생활 30년이 넘었지만 아직도 자신을 나그네로 비유하며 우리나라를 본향으로 생각하는 김 박사를 보면서, 또한 한국 유업계를 향한 그의 따뜻한 속내를 보면서 흐뭇한 마음을 감출 수 없었다. 한국 유업계와 식품업계를 사랑하는 산업인으로서 늘 함께 활동하기를 바란다.

2008년 8월 1일

김순무

한국 야쿠르트 부회장

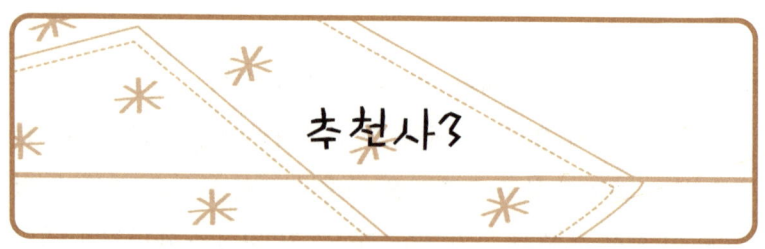

추천사 3

몇 해 전 "빅포(big four)"라는 제목의 공연을 본 적이 있다. 70년대 통기타 시대를 주도했던 4명의 가수가 같이 한 공연이었다. 많은 사람들이 공연장을 메웠고, 옛 추억을 되살리며 즐겁게 공연을 관람하였다. 그때 한 길만을 오랫동안 걸어온 프로(전문가)에게서 풍기는 아름다움을 보았다. 남이 알아주는 것과 상관없이 한 대상(음악)을 사랑한 사람에게서는 향기가 난다.

이 책의 저자인 김형수 박사를 보면서 그러한 아름다움을 느낀다. 아직 우리나라가 어려웠던 시절 단신으로 미국에 건너가 유산균을 연구하여 박사 학위를 받고, 이 유산균을 상용화하는 데 일생을 바쳐온 그에게서만 풍기는 향기가 있다.

그가 이 책에서 잔잔한 목소리로 '더 장수'의 비법을 얘기한다. 그가 그토록 사랑해 온 유산균이 본인은 물론 이 글을 읽는 독자들을 더 장수하게 할 것이라고 그는 굳게 믿는다. 세상은 이렇게 자신의 전문 분야에서 정점에 이른 한 사람의 신념에 의해 변화되어 간다.

스타터는 발효식품을 만들기 위해 처음에 접종하는 소량의 미생물을 일컫는다. 좋은 스타터는 엄청난 양의 유산균으로 성장하여 맛있고 영양가 높은 발효식품을 만든다.

저자의 삶이 스타터와 같지 않을까? 그의 삶과 연구가 밑바탕이 되어 유산균에 관한 연구, 유산균을 이용한 산업이 크게 발전하였다. 실제로 한국과 미국에 그의 연구와 노력이 스타터가 되어 탄생한 히트 상품이 여럿 존재한다. 오늘 아침에 당신도 모르게 그 제품 중 하나를 냉장고에서 꺼냈을 가능성이 높다.

저자는 나에게는 좋은 선배이자 멘토이다. 정확히 저자보다 10년 후 같은 지도 교수에게 수학을 하였고, 곧 이어 저자의 회사에 연구원으로 취직이 되어 한동안 같이 일을 하였다. 그리고 지금까지 좋은 파트너가 되어 유산균을 같이 연구하고 있다.

나의 유학 시절엔 저자가 닦아 놓은 한국 학생에 대한 좋은 인상 덕분에 많은 혜택을 보았고, 저자의 회사에서 연구원 생활을 한 덕에 지금까지 유산균에 대한 여러 가지 연구를 지속하고 있으니, 보통 인연은 넘는 셈이다. 그는 나의 스타터가 된 것이다.

사과나무의 열매인 사과는 자신이 아니고 타인이 먹듯이, 저자의 스타터 같은 삶도 그가 그토록 사랑한 유산균을 통하여 많은 사람이 유익을 누리기 위함이 아닌가. 그리고 보니 저자의 사람에 대한 사랑이 절절하다. 그 사람들이 더 장수하기를 간절히 바라고 있다.

 부디 이 평범한 것 같으면서도 평범하지 않은 저자의 스타터 삶이 밑거름이 되어, 이 글을 읽는 독자들이 단순히 시간적으로 오래 사는 것이 아닌 '더 장수'의 복을 풍성히 누리기를 소원한다.

2008년 8월 18일

김세헌

고려대학교 생명과학대학 식품공학부 교수

식품미생물(유산균) 전공

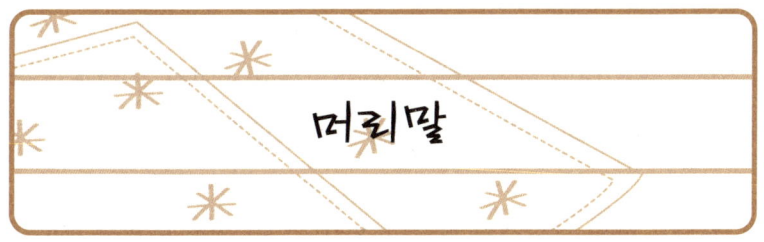

머리말

미국에 잠깐 견문 넓힌다고 왔는데 벌써 30년을 넘게 살고 있다. 조그마한 옷 가방 하나 들고 왔는데 지금은 장성한 두 자녀에 집도 있다. 물론 가방 하나에는 죽었다 깨어나도 넣을 수 없는 양의 짐도 있다. 가진 것은 이것 저것 많은데 모두 하늘나라 갈 때 가지고 갈 수도 없는 것들이다.

열심히 배우고, 또 배운 것을 사용하며 30년과 또 30년의 세월을 보냈다. 모두가 내가 가지고 갈 수 없는 것들이지만 남아 있는 사람들에게 좀 도움이 되는 것이, 아니 주고 갈 것이 무엇이 있을까 생각하니 쓰레기통에 넣을 것이 대부분이다.

돌이켜 생각해보면 쉽게도 갈 수 있었을 길을 어렵게 간 적이 있었다. 더 좋은 것이 있는데 아깝게 간과해 버렸던 때도 있었다. 그래서 생각한 것이 나는 어렵게 돌아돌아 온 길이지만 그 구비구비에서 깨우친 것을 쉽게 풀어 글로 남기면 다른 이들에게 도움이 되는 것들이 있지 않을까 하는 것이었다. 그렇다. 나의 지적 비밀을 (요즈음엔 특허를 내고 남이 못 가지도록 지킨다는데) 주고 가자.

이 글들은 이런 나의 결단의 과정을 통해 쓰여진, 여러분의 삶이 더 넉넉해지고 아름다워지기를 바라는 나의 마음이다.

젊었을 때는 학교에서 가르치고 싶었는데 길이 바뀌어 과학자의 길은 길이지만 장사하는 길을 가게 되었다. 미생물인 박테리아균을 키우는 일에 내 인생의 대부분을 보내었는데 이제 이 균과의 생활에서 배운 것을 남기려 한다. 가만히 보니 나는 엄청 복이 있는 놈이다. 남겨주고 싶을 만큼 좋은 것을 알고 있기 때문이다.

이 책은 유산균에 관한 이야기다. 우리의 삶에 이익을 주는 좋은 녀석들을 소개하고 싶어 이 글을 쓰니 끝까지 읽어 주기를 바라는 바이다.

이 땅에서 나의 수명이 얼마나 남았는지 모르지만 나는 여러분의 진짜 수명을 연장시켜드릴 비밀도 가지고 있다고 생각한다. 나와 함께 이 책의 길을 가면서 "정말 오래 오래 멋지게 사시네요!!!" 하는 존경 어린 찬사도 받으시길 빈다.

2008년 7월 26일
미국 나성에서 김형수

차례

추천사 1 • 2
　　　 2 • 4
　　　 3 • 6

머리말 • 9

1장 유산균과 장수

미국행 17　　장수의 축복 20　　장수의 트라이앵글 23
장수촌의 비밀 26　　지도 교수 29

2장 나의 꿈 유산균

넘겨받은 학생 35　　요구르트 38　　케피어 요구르트 42
한국에 커티즈 치즈가 없는 이유 45　　죽어도 좋아 48
석양 노을 51　　백살 형 55　　함께 기뻐하자 59
불쌍한 볼두덩 62　　'젠장' 꿈이 짐이 될 때 65
세금 혜택 68

차례

3장 가장 중요한 한 마리

스타터 균 73   에빠논 76   서울역에서 만난 사람 79
인연 83   콩.콩.콩 86   소탐대실 89   못난 얼굴 92
연약함이 주는 풍요 96   역경을 헤치며 99
셋째 여동생 102   IMF 106   한국사람 요요마 109

4장 내 사랑 유산균

유산균은 어디에 115   유산 119   내 사랑 영자와 봉순이 122
맛과 향 126   장 - 미생물의 섞어 집 129   피부미용사 133
대머리와 난쟁이 136   돕는 친구 139   위대한 사람 142
경찰 유산균 145   간 큰 사람 148   대장암 151
인 엔 아웃(In N Out) 154   미수(米壽)의 아버님 157

5장 로즈마리 치킨

로즈마리 치킨 163   출산 166   이웃 사촌 169
빨리빨리 172   수영 175   보험 178
어떻게 이럴 수가! 181   막걸리 한 잔 184   오리 187
그의 신발을 신어보면…… 190   섞어 비빔밥 193
장독대 196

6장 '더 장수' 하십시오

환경 회복의 기수 201   유산균 먹는 녹슨 폐차 204
캥거루 방귀 207   조(CHO) 씨와 오(OH)씨 210
'더 장수' 하세요 213

첨부 217

1장

미국행 | 장수의 축복 | 장수의 트라이앵글 | 장수촌의 비밀 | 지도 교수

유산균과 장수

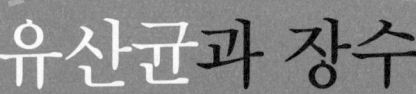

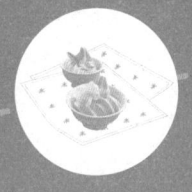

1장. 유산균과 장수

2장. 나의 꿈 유산균

3장. 가장 중요한 한 마리

4장. 내 사랑 유산균

5장. 로즈마리 치킨

6장. '더 장수' 하십시오

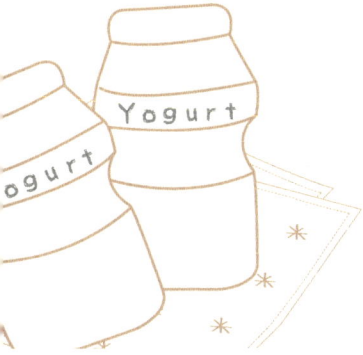

미국행

　1977년 여름, 미국으로 가는 전세기에 몸을 싣고 하늘을 날 때 나는 무척이나 흥분했었다. 이것이 진짜인가, 정말로 내가 공부하러 미국으로 가고 있는 것인가? 나는 내 살을 꼬집으며 거듭 확인했다. 더군다나 촌놈이 처음 타보는 비행기가 점보 비행기여서 그 크고 무거운 비행기가 뜨는 것이 어린아이처럼 신기하기만 했다.

　나성을 거쳐 도착한 곳, 오클라호마는 석유가 나기 전에는 불모지 땅으로 미국 본토의 인디언들이 살던 지역이었다. 이곳 출신의 사람들을 '오끼'라고 부르는데 '오끼'는 원래 1930년대경 제 공황 때 서부로 이주하여 하급 농업 노동자로 일했던 오클라호마 원주민들을 부르던 이름이었다고 한다. 이곳은 땅이 척박하고 비가 많이 오지 않아 물이 고여 있는 곳이 거의 없지만 학교 주위의 부머(Boomer) 호수는 이런 것과는 상관 없이 항상 출렁이는 물이 있는 좋은 공원이다. 서부 개척 시절, 서부로 금 캐러 갈 때 부머들이 지나가는 곳이어서인지 카우보이 냄새가 물씬 나고 뮤지컬 '오클라호마'를 생각하면 낭만이 있는 곳이다. 나의 지도 교수는 이 오클라호마에서 태어나고 이 주립대학을 졸업한 뒤 다른 지역에서 또 공부를 했지만 고향 찾아 다시 돌아와 후진 양성을 하고 있었다. 유산균 발효 분야의 기라성 같은 위치에 있는 대학자가 어찌 이런 시골에 살까 했는데 나의 지도 교수를 비롯하여 이곳을 못 잊고 사랑하는 사람들이 많이 있음에 놀라기도 하였다.

조그만 가방 하나 들고 와 이 시골에 정착하여 오로지 학교 교실과 농장, 학교 내 치즈공장, 실험실만을 오가며 지낸 세월이 돌아보니 정겨운 추억이 되었다. 또한 부머 호수를 배경으로 찍은 멋진 사진 덕분인지 모르지만 지금의 아내를 2년 후에 만나는 행운도 얻게 되어 신혼의 재미도 깃든 곳이다. 무엇보다도 잘했다고 생각한 것은 미국행을 택한 나의 결정이었다. 한국에서 학부 3학년 때 전공을 바꾸어 외국으로 공부하러 나가겠다는 비전을 가진 후 이 일을 추진하고 비행기를 타는 데 꼬박 8년의 세월이 걸렸지만 몇 번 꺾일 뻔한 상황들을 극복하고 온 것을 다행하게 생각한다. 미국에서 지낸 첫해에는 내가 미국행 비행기 안에 있는 꿈을 수없이 꾸었으니 미국행이 내 인생에서 중요한 사건이었음은 틀림이 없다.

이제는 그때 흥분하며 탔던 비행기를 감격 없이 수없이 탄다. 세계 각국으로 한국으로 또 미국 내에서 신물 나게 비행기를 타지만, 그리고 이 무거운 비행기가 뜨는 것은 부력의 원리라는 것을 알지만 여전히 신기하다. 이 무거운 쇳덩이를 올리는 힘이 무엇인가? 나는 비행기가 뜨는 것을 보면서 나의 삶이 뜨는 것을, 날아가는 것을 생각한다. 우리의 힘을 잘 사용하면 점보 비행기처럼 무거운 쇳덩이를 하늘로 올리는 일도 할 수 있지 않은가? 무한의 능력을 키우는 우리의 삶을 그려본다.

미국에 온 지 30년이 지났다. 내 나그네 인생길을 돌아보면서 고향을 생각한다. 더운 기후 때문에 불모지가 많은 지역 오클라호마지만 고향이 좋아 고향으로 돌아와 사는 '오끼'들을 보면서 두고 온 나의 고향을 생각한다.
나의 경험과 지식이 나의 고향 집에 도움이 되기를 간절히 바라는 마음이다.

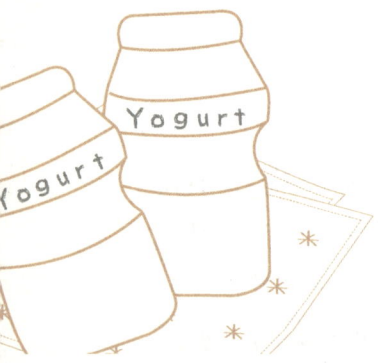

장수의 축복

　옛날에는 60을 넘으면 평균을 넘게 살았다고 환갑을 맞는 축하 잔치를 하였다. 이제 인간의 수명은 갈수록 늘어나서 60세까지 살다 죽으면 너무 젊은 나이에 세상을 떠났다고 아쉬워한다. 일본 사람의 평균 수명 연령은 남자 76.7, 여자 83.2세로 세계 1위를 차지하고 있으니 내 나이가 90이 되어 죽으면 살 만큼 살다 간다고 생각해 장례식장에 온 사람들도 불쌍하다는 마음과 아쉬워하는 마음이 없이 나를 평안한 마음으로 보내리라.

　그러면 얼마나 살아야 좋은 것인가? 90세까지 살아도 고통 속에 지내다가 죽으면 오래 사는 것 자체가 곤욕이 될 터이니 건강하게 오래 사는 것이 누구에게나 좋을 것이다. 성경에 나오는 옛 사람은 800년도 살았고 120년을 넘은 사람도 많았다. 나더러 800년은 아니더라도 그 반인 400년을 살라고 하면 나는 당연히 사양한다. 야곱이 아니더라도 나그네 인생길, 험한 세상을 살아간다는 고백을 하는 사람이 수없이 많을진대 나라고 그 예외가 될 자신은 없기 때문이다. 게다가 주위에 있는 많은 사람들과 후손들의 어려운 삶의 실상을 접하면서 400년을 산다는 것은 그다지 즐거운 일이 못 되기 때문이기도 하다. 남을 불쌍히 여기는 자비, 사랑의 마음을 가지는 것이 좋다고는 하지만 이 험한 세상을 살아가는 이야기를 들으면서 그로 인해 내 마음이 슬퍼지고 아프면 이것도 힘든 일이다.

그러나 이런 내 생각은 사실 억지라고 말할 수 있다. 아직도 "장수하세요" 하는 것은 축복이며 모든 사람들은 장수하기를 원한다. 그 이유는 "장수하세요"의 축복이 단지 나이 들도록 오래 사는 것만을 뜻하는 것이 아니요 건강하게 오래 사는 것을 말하는 것이기도 하며 또한 마음 편하게 즐거운 마음을 가지고 사는 평강의 삶이 오랫동안 계속되는 것을 말하기 때문이다.

건강은 타고난다고도 하지만 요즈음에는 건강에 대한 지식이 많아져 건강을 유지하고 만들어 나가는 지혜도 늘어가고 있다. 먼저는 우리가 먹는 음식의 영양가나 질에 대한 지식이 많아졌고, 어떤 방법으로 우리 몸을 관리하는 것이 필요한지도 많이 안다.

특히 편한 마음을 가지는 것이 건강 유지에 중요한 요소인 것은 누구나 다 아는 상식이라고 할 수 있다. '마음이 편하다' 는 것을 잘못 이해하면 세상을 가볍게 보는 태도나 무책임하고 게으른 삶과 연관된 여유로움으로 해석하는 경우도 있겠지만 진짜로는 가지거나 쥐고 살려는 속박의 삶에서 자유로워지며 인간의 힘으로 할 수 없는 것들에 대해 맡기고 받아들이는 겸손함에서 나오는 평안함을 말하는 것이다.

장수의 축복은, 실은 몸과 마음이 아프지 않고 건강하게, 평안하고 즐거운 마음으로, 오래 사는 3박자가 어우러져 이루어지는 축복인 것이다.

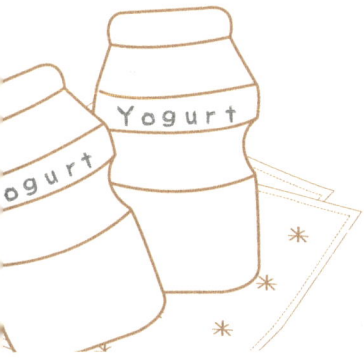

장수의 트라이앵글

불로초를 구하려 했던 진시황은 인류의 공통적인 장수에 대한 강렬한 염원을 구체적으로 나타냈다. 요즈음도 불로초 즉 '늙지 않는 물질이나 비결'을 얻으려는 연구가 많이 진행되고 있다. 그 예의 하나가 오래 사는 노인들이 많다는 장수촌을 방문하여 어떤 비밀스런 혹은 별다른 생활 방식이나 음식이 있는지 알아보는 것이다. 아시아에서는 일본의 오키나와 북부의 오기미 마을이 장수촌으로 알려져 있는데, 장수의 요인이 될 수 있는 깨끗한 환경은 물론 물고기와 해초 등을 주로 먹고 소식을 한다고 하여 소식과 물고기 식단을 장수와 연관이 있는 것으로 풀어 나가기도 한다. 사실 오메가 3 등의 물고기 기름(fish oil)이 각종 성인병을 줄이는 인자가 됨이 증명되어 많은 사람들이 비타민을 먹듯이 매일 섭취하기도 한다.

100세 이상의 장수자들이 많기로 세계적으로 유명한 장수촌인 남소련의 코카서스, 불가리아의 스모리안, 파키스탄의 훈자, 그리고 에콰도르의 빌카밤바는 많은 과학자들이 집중적으로 연구한 마을이다. 그런데 연구 결과 이 마을에 사는 사람들이 공통적으로 요구르트를 특별히 많이 먹는다는 것이 발견되었고, 그래서 요구르트와 장수와의 연관을 찾고자 노력하기 시작했다. 요구르트라는 것은 우유를 발효한 식품인데 이 발효식품의 어떤 점이 인류의 변치 않는 염원인 장수와 연관되어 있는 것일까?

우리가 먹는 음식이 과연 장수와 연관이 될까? 당연히 답은 'yes'이다. 그럼 어떤 음식을 어떻게 먹어야 하는가? 이 답을 우리는 이 책을 통하여 알고자 한다.

나는 삼각점을 좋아한다. 서울 용산에 있던 삼각지 로터리는 '돌아가는 삼각지'로 유명하지만 내가 좋아하는 삼각점은 세 가지 요소가 어우러져 만드는 균형(balance)을 만드는 트라이앵글(triangle)이다. 건축설계에서도 가장 안정을 이루는 모습이 삼각형이고, 웅장한 이집트의 피라미드도 각 방향에서 볼 때 골고루 삼각형이다. 나의 장수의 비밀을 헤칠 때도 트라이앵글의 요소가 존재함을 먼저 지적하고자 한다.

장수와 연관이 되는 것이 음식임을 말하고 있는데 어떤 음식을 어떻게 먹고 어떻게 음식 조절을 해야 하는지도 중요하지만 다른 두 요소 역시 결코 소홀히 해서는 안 된다.

우리 할머니는 95세에 돌아가셨는데 일생 동안 일을 손에서 떼지 아니하셨다. '삼각산 상상봉에 비오나 마나, 어린 가장 품안에 안기나 마나' 등 구수한 가락을 읊으시며 밭을 매셨고, 닭·돼지·토끼 등을 키우시고 야채, 포도밭을 가꾸시며 꾸준히 육체적인 노동, 즉 운동을 계속하셨다. 결국 할머니는 당신이 차려주는 밥상을 받으시며 운동과는 거리가 멀었던 할아버지보다 사 반세기를 더 사시고 가셨다. 규칙적이고 적당한 운동이 장수로 가는 다른 한 요소임을 말하고 싶다.

음식 관리와 적당한 운동 이외에 다른 트라이앵글의 한 점은 마음 혹은 생에 대한 의지이다. 우리 동네에 한 노부부가 살고 있었는데 할아버지가 돌아가신 후 장례를 다 치르고 얼마 지나지 않아 할머니도 조용히 돌아가셨다. 삶의 의지를 버리시고.

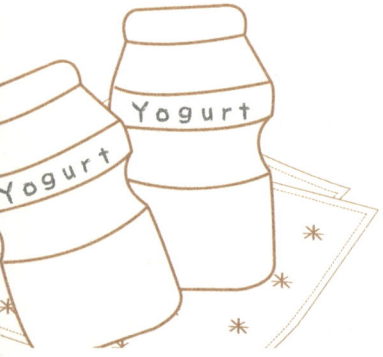

장수촌의 비밀

　　지금 우리가 백혈구라 부르는 식세포를 발견한 공로로 1908년 노벨상을 수상한 메치니코프는 요구르트에 들어 있는 유산균들이 장수의 원천이 된다는 설을 발표해 그 후 많은 과학자들이 유산균에 대한 연구를 계속하는 데 활기를 불어넣어 주었다. 유럽에서는 육식과 연관하여 치즈와 요구르트를 오랫동안 먹어 왔는데 유명한 장수촌에 사는 사람들 대부분이 유산균이 풍부하게 함유된 발효유 식품인 요구르트를 즐겨 먹는다는 것도 귀가 솔깃한 일이다.

　　유산균은 박테리아라는 미생물이다. 유산을 만들어 내는 균들은 현미경으로 보면 간균(길죽함, rod)과 구균(동글함, cocci)의 모습을 보이고 있으며 주로 카타라제(catalase) 음성의 반응을 보이며 산소를 싫어한다. 유산균 중 병을 유발하지 아니하는 균들은 일반적으로 다음과 같이 네 가지 종으로 구분한다(알기 쉬운 김씨 박씨라는 성은 아니지만 유럽의 과학자들이 붙인 이름이려니 생각하고 이름 외느라 걱정하지 말자. 혹 과학을 전공하고 싶은 사람은 이 정도의 이름은 알고 있어도 좋다).

락토바실루스(Lactobacillus)
스트렙토코크스(Streptococcus), 최근에는 락토코크스(Lactococcus) 라는 이름이 됨.
르코노스톡(Leuconostoc)
페디오코크스(Pediococcus)

예를 들면 전통적인 요구르트는 락토바실루스 불가리쿠스(Lactobacillus bulgaricus)와 스트렙토코크스 서모필러스(Streptococcus thermophilus)라는 두 가지 유산균에 의해 발효되어 만들어진다. 락토바실루스나 스트렙토코크스가 김씨나 박씨와 같은 우리 이름의 성에 해당한다면, 불가리쿠스와 서모필러스는 영자나 봉순이 같은 유산균의 이름에 해당한다.

처음에는 김영자와 박봉순에 대한 연구를 계속하다가 다른 유산균들이 더 건강 향상에 유익한 효능들을 갖고 있음을 찾아내기 시작하였고, 지금도 이 연구는 계속되고 있다.

만약 어떤 유산균이 다음과 같은 일을 몽땅 할 수 있다면 어떨까? 즉, 면역력을 향상한다, 장의 기능을 좋게 한다, 혈액의 콜레스테롤 양을 줄여 준다, 피부 미용에 좋다, 위에도 좋다, 간에도 좋다라면 말이다. 도대체 어디까지가 이미 검증이 된 정확한 이야기인지 알아야겠지만 우선 확실한 것은 장수하는 비결의 한 모퉁이에 유산균도 서 있지 않나 하는 것이다.

좀더 학구적인 분들을 위하여 책 뒤에 유산균의 하나인 락토바실루스(Lactobacillus)에 대한 요약을 첨부하니 참조 바란다.

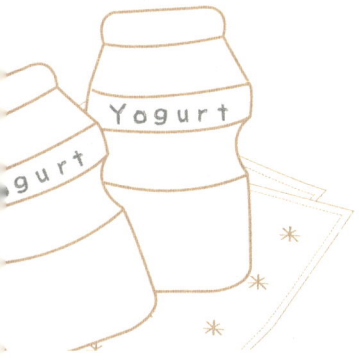

지도 교수

　　나의 지도 교수는 유산균의 대가이다. 그가 개발해 낸 유산균에 대한 200개도 넘는 논문이 다른 과학자에 의해 발표되기도 하고, 그가 소개한 유산균을 상업화하여 학교가 받아들인 로열티도 학교에서 상위급이다. 건강 보조식품에서 파는 유산균들의 대명사는 아시도필러스(Acidophilus)인데, 이 아시도필러스라는 유산균에 대한 연구로 일생을 보내신 분이다. 우유에 아시도필러스를 넣어 발효시키지 않고 마시는 새로운 개념에 들어가는 스위트 아시도필러스 유산균을 소개한 선구자이기도 하다.

　　사실 미국에 유학 왔을 때 나는 폰 건턴 교수가 나의 지도 교수인 줄로 알았다. 입학 허가를 받고 몇 개월 후에 학교에 도착하고 보니 폰 건턴 교수는 곧 은퇴한다고 하고 새로 부임해 온 교수인 기릴란드 교수가 나의 새 지도 교수란다. 새 지도 교수는 나에게 연구과제를 바꿀 의향이 있느냐고 물었다. 그럼 내가 받기로 한 보조비(어시스턴쉽)는 어떻게 되는 것인가? 돈이 내 미국 생활의 생명줄인데 돈을 받기로 한 과제를 포기할 수 없다는 생각에 "노!"를 강하게 하였다. 그럼 새 과제에서도 내게 돈을 주느냐를 물어볼 생각도 못하고 말이다. 결국 지도 교수는 새 지도 교수로 하고 과제에 관련된 일은 폰 건턴 교수 것을 하기로 하였다. '이 애가 정신이 있나 없나, 지도 교수인 나의 제안을 거절하고 이렇게 어려운 길을 가겠다니!' 내 지도 교수는 분명히 이렇게 생각했을 것이다. 이 결정이 얼마나 힘든 일이 되었는지 말로는 설명할 수가 없기 때문이다. 2년간 결국은 두 교수의 일을 다 해야 했고, 잘나가는 기릴란드 교수의 허드렛 과제만을 수행하며 힘든 세월을 보냈다. 미국으로 간 나그네 인생길에다 덤으로 험한 생활을 하게 된 것이다.

고난의 세월 중에 석사학위 논문을 썼는데 깐깐하고 명철한 우리 지도 교수에게 칭찬을 받았다. 학교 신문과 동네 신문에도 나의 논문에 관한 기사가 났다. 또한 박사학위 과정을 자기 밑에서 계속하면 어떻겠냐는 제안도 받았다. 허드렛일이든, 재미없는 일이든, 맡겨진 과제와 공부에 정진했던 세월의 결과였다. 나의 지도 교수의 학생 중 한국인 학생 1호가 된 나는 계속 한국 사람이

이 학과에 들어오는 길을 열게 되었다. 나중에 졸업한 후 학회에 갔더니 나에 대한 이야기를 많이 들었는데 만나서 영광이라고 악수하며 손을 놓지 않는 한국인 후배들이 있었다. 어리둥절했지만 기분이 나쁘진 않았다. 지금도 나의 지도 교수와 아주 좋은 관계가 계속되고 있고, 나는 산업체에서, 지도 교수는 학교에서 각자가 일을 계속하면서 함께 유산균에 대한 과제를 토의하며 진행하고 있다. 얼마 전에는 지도 교수의 추천으로 자랑스런 졸업생의 영예를 얻어 상도 받고 학교에 한국인인 내 사진을 거는 기분 좋은 일도 생겼다. 존경할 수 있는 지도 교수를 가졌음을 감사하고, 또한 그의 업적이 자랑스럽기만 하다. 게다가 아직도 그의 사랑을 받고 있으니 나는 얼마나 복된 자인가!

아이고, 자랑을 너무 해버렸네! 미안한 마음에 이 글을 뺄까도 생각했는데 험한 인생길이라도 열심히 정진하면 별 들 날이 있다는 진리를 전하기 위해 남기기로 했으니 나의 겸손치 못함을 용서해 주고 눈감아 주길 바란다.

2장

넘겨받은 학생 | 요구르트 | 케피어 요구르트 | 한국에 커티즈 치즈가 없는 이유
죽어도 좋아 | 석양 노을 | 백살 형 | 함께 기뻐하자 | 불쌍한 볼두덩 | '젠장' - 굳
짐이 될 때 | 세금 혜택

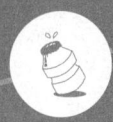

나의 꿈 유산균

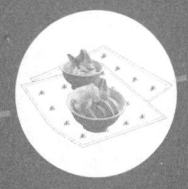

1장. 유산균과 장수

2장. 나의 꿈 유산균

3장. 가장 중요한 한마리

4장. 내 사랑 유산균

5장. 로즈마리 치킨

6장. '더 장수' 하십시오

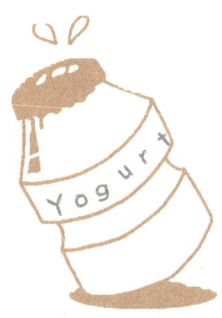

넘겨받은 학생

유산균과 인연을 맺은 것은 미국에서 석사과정을 시작할 때부터였다. 지도 교수의 전공이 유산균이니 그의 지도하에 있으면 그가 관심이 있는 과제의 일을 할 수밖에 없는 일이다. 나와 함께 석사과정을 했던 학생은 3명으로 다른 두 명은 미국 사람이었다. 나는 지도 교수가 받은 최초의 외국 학생이었는데 그것도 본인이 선정한 학생이 아니요, 다른 교수에게서 넘겨받은 학생이었다. 영어도 딸리는 나에게 어떤 과제를 줄까 고민도 많이 하셨겠지만 본인이 생각할 때 중요한 과제는 제쳐 두고 우선 실험실 전반의 일을 맡겼다. 한국 사람이 언어가 어눌할 뿐이지 손재주와 그동안 한국에서 닦은 지식이 어디 가랴! 실험실을 관리하며 내 자리를 슬슬 닦아갈 수 있었고 지도 교수의 마음에 들 수가 있었으니 대기만성의 진리가 생각나기도 하고 나중 된 자가 먼저 되고 먼저 된 자가 나중 된다는 말씀도 생각난다.

다른 대학원생 하나는 아주 잘생긴 녀석인데 재미있는 과제를 받았다. 송아지에서 채취한 유산균과 사람 또는 닭에서 채취한 유산균들을 송아지에게 먹여서 어떤 균주가 설사 방지 효과가 제일 있는지를 밝히는 것이었다. 이것저것 시험한 것은 많았지만 결론은 사람에서 채취한 균이 사람에게 제일 좋고, 닭에게서 나온 균은 닭에게 제일 효과가 있다는 설을 처음으로 증명해 보였고, 학회의 관심을 모으는 논문을 발표하게 되었다. 복잡한 것 같지만 신토불이 즉 한국 사람에게 맞는 것은 한국산이라고 하듯이 소에게는 소에게 이미 적응한 유산균이 좋다는, 어쩌면 당연한 말이다.

그런데 이 잘생긴 학생은 석사과정에서 논문도 다 정리 못하고 딴 분야로 나가 버렸고, 나는 계속 박사과정을 밟게 되어 우리 지도 교수의 연구에 계속 참여할 수 있게 되었다. 학교를 졸업한 후 유산균 키우는 회사에서 일하게 되었고, 이 회사에서 산업적인 눈을 키워 학교에서 배우지 못했던 유산균 대량 생산에 관한 발효 기술을 갖게 된 것이다.

나는 학교에서 발표하는 수많은 논문들을 보고 또 가치 있는 결과도 많이 보았다. 그러나 불행히도 이 결과들이 상업화되어 우리의 실생활에 활용되는 경우가 극히 드물다는 것을 알고 안타까운 마음이 들었다. 그래서 우리의 삶을 윤택하게 해줄 좋은 정보들을 사장하지 말고 사용하자는 꿈을 가지게 된 것이다. 결국은 유산균 제조회사를 세우게 되었으며 지금은 요구르트 제조용 유산균뿐만 아니라 항생제 역할을 대신할 수 있을 프로바이오틱스 유산균을 생산하고, 미국의 소를 위한 유산균들도 대량 생산하고 있다.

참, 25년 전 나의 미국 대학원생 친구가 채취한 미국에서 기른 송아지에 좋다는 유산균도 지금 우리 실험실에서 상업화를 위해 키우고 있다.

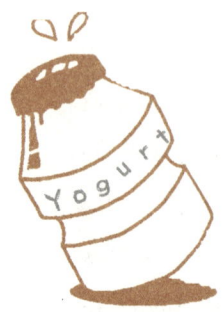

요구르트

　요구르트는 우유를 유산균으로 발효시킨 제품이다. 유럽 쪽에서 3500년 전에 요구르트나 치즈가 만들어졌는데 먼저는 우유를 오래 보관하는 방안으로 만들어졌다. 성경에는 다윗이 소년 시절 싸움터에 있는 그의 형들이 먹도록 10개의 치즈 덩어리를 배달해 주는 내용이 나온다. 치즈가 만들어진 경위를 보면, 소의 위 가죽으로 만든 주머니에 우유를 보관하기 위해 넣었더니 소가죽에서 나온 렌넷이라는 효소가 있어서 우유가 응고된 것이 시발점이 되었다. 이 응고된 부분은 단백질과 유당이라는 탄수화물인데, 오래 보관하면 자연 속에 있던 유산균들이 작용하여 꼬리꼬리한 맛을 내는 치즈가 탄생하는 것이다. 마찬가지로 요구르트 제조도 우선은 보존이 목적이겠지만 두 번째로는 맛과 향이 좋아 사람들이 즐겨 먹기 시작했다. 나중에 보니 영양 쪽으로도 아주 좋았던 것이다.

요구르트의 주성분은 당연히 우유이기에 우유가 지니는 장점을 다 가지고 있다. 칼슘이 풍부하고 고단백질 제품이다. 또한 유산균이 유당을 분해하여 우유보다도 유당 함유가 조금 적다. 이 유당 함유는 동양 사람들에게는 중요한 의미를 가진다. 우유를 마시고 배가 부글거린다거나 불편한 경우는 세 가지 정도로 그 원인을 찾아볼 수 있다. 제일 흔한 경우는 많은 동양 사람에게선 유당을 분해하는 효소가 적게 나오기 때문에 이 유당이 소화되지 않고 장까지 내려가서 장속에 있는 균들이 유당 분해 작업에 들어감으로 말미암아 가스가 생기면서 불편한 것이다. 이런 경우 우유 대신 요구르트를 먹으면 배가 덜 불편할 수 있다.

또한 요구르트는 단백질도 더 분해된 상태여서 소화, 흡수가 잘되는 장점을 가지고 있다. 우유는 거의 완전 식품이라고 한다. 이 우유를 향상시킨 제품이 요구르트이니 요구르트의 뛰어남은 더 설명할 필요가 없으리라. 게다가 새롭게 발견된 유산균의 역할까지 생각하면 요구르트는 우리의 건강을 지켜주는 고마운 식품임이 틀림없다.

세월이 지나다 보니 요구르트의 종류도 많아졌다.

떠먹는 응고형 요구르트
마시는 타입의 요구르트(고형분 농도가 우유와 비슷하다),
음료형 요구르트(고형분 농도가 우유보다 아주 낮다),
냉동 요구르트(아이스크림과 비슷함)

커드(curd, 덩어리)가 형성되는 응고형 요구르트가 요구르트의 시작이지만 유럽과 아시아에서는 마시는 타입의 요구르트가 잘 팔리고 있다. 한국에서는 특히 마시는 타입의 요구르트가 인기가 높다. 이 두 가지 요구르트 타입은 전통적인 불가리쿠스나 서모필러스에 의해 만들어지는데 요즘은 그 변형이 많다. 음료형 요구르트는 일본에서 시작하여 한국, 중국 등 아시아에서 많이 팔렸는데 요즘은 전세계적으로 판매망이 넓혀지고 있다. 보통 이 음료형 요구르트는 설탕 성분이 많이 들어가 단맛이 강하고 요구르트보다 요구르트 음료로 여길 수도 있는데 요즈음에는 살아 있는 유산균이 있음을 인식시켜 요구르트와 음료의 개념 둘 다 부각시키고 있다. 이 제품은 주로 카제이 균주로 발효시키고 있다. 최근 들어서는 요구르트를 얼려서 먹되 아이스크림처럼 단맛을 강화하고 아이스크림의 특성을 갖도록 첨가제를 추가해서 만든 냉동 요구르트가 나와 요구르트의 영역을 넓혀가고 있다.

이미 언급했듯이 요구르트는 불가리쿠스와 서머필러스 균주로 만들며 맛과 영양이 우유보다 좋다는 점이 알려졌지만 세월이 지나면서 살아 있는 유산균을 먹는다는 장점이 더욱 부각되었다.

그러다가 1980년대에 큰 문제가 제기되었다. 요구르트에 있는 유산균들이 위를 통과하면서 거의 다 죽어버리기 때문에 장까지 내려갈 수가 없다는 것이었다. 이를 계기로 새롭게 관심의 대상이 된 균주는 위에서도 살아남는 균주들 즉, 아시도필러스, 카제이, 비피더스 등인데 이런 균주들이 요구르트 제품에 들어가기 시작하였다. 현재 요구르트 시장에서는 요구르트 제조 때 상기의 균주들을 포함한, 위산에서도 살아남아 장까지 내려가는 유산균들을 넣는 방법이 주도권을 잡고 있다.

건강을 생각하다보니 요즈음에는 프로바이오틱스(항생제는 아닌데 나쁜 균이 자라는 것을 억제해주고, 나쁜 잔유 물질이 없어 인체에 해가 안 되는 자연 미생물을 말한다) 유산균을 요구르트 제조에 넣는 방안이 인기를 끌고 있다. 장, 위, 간 등 특정 부분에 좋은 요구르트도 나오고 있다. 요즈음 시대에는 유산균의 기능이 일반인에게도 잘 알려져 요구르트가 건강에 초점을 맞추는 방향으로 제조되고 있으며, 이제는 프로바이오틱스 유산균을 사용하는 것이 세계적인 경향이 되었다.

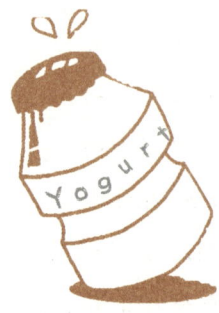

케피어 요구르트

　각 나라마다 고유의 요구르트가 있다. 이중 케피어라는 요구르트는 동유럽에서 잘 알려진 요구르트인데 러시아에 가면 쉽게 맛볼 수 있다.

　얼마 전 러시아에 갈 일이 있어 부동항이라는 블라디보스토크를 지나 2시간 더 시골로 들어간 일이 있었다. '동트라우는수탁'이 있는 곳은 우리나라 시골과 너무 비슷했다. 나중에 우리가 살던 미국 동네로 돌아와 러시아에 다녀왔다며 '동트라우는수탁'도 보고 왔다니까 톡자 탁자 들어가는 러시아의 어떤 지역에 다녀온 줄로 알았는데 실은 우리 한국의 시골에서 흔히 보듯이 날이

밝아질 때 동트라고 우는 수탉이 있는 곳이 러시아에도 있음이 재미있어서 했던 이야기였다. 우리 아이들이 미국에서 클 때 밖에 눈이 많이 오는 것을 보고 자기 눈을 가리키며 "엄마, 이 눈이 밖에도 많이 오네"라고 하여 웃었던 것을 기억한다.

러시아에 왔으니 본토산 케피어가 먹고 싶어 짐을 풀자마자 곧 시장으로 향했다. 이 케피어는 유산균과 이스트가 함께 자라면서 유산, 초산, 알코올 등을 다 만들어 특이한 맛을 낸다. 또한 소화를 돕는 효소의 생성도 강해서 건강 유지에 좋고, 특히 독한 보드카를 마시는 러시아 사람을 알코올의 독에서 지켜주는 일도 하는 것이다.

이 케피어를 만드는 균들은 그 종류가 수십 가지도 넘는다. 서양 사람, 아프리카 사람, 아시아 사람들처럼 각각 다른 종자의 특성을 가진 녀석들이 자연적으로 존재해 있는데 세월이 가면서 특이한 환경에 오래 살아남는 좋은 균 덩어리가 있는 것이다. 마치 순창 고추장이 다른 지역에서 만드는 고추장과 다른 것처럼 각 지역에 있는 균 덩어리들의 능력이 다르다. 케피어는 장의 기능도 향상시켜 변을 잘 보게 할뿐더러 한국의 된장국처럼 맛들면 잊을 수 없는 깊은 맛을 지니고 있다. 한국에서는 티벳버섯이라고도 알려져 가정에서 가정으로 매일 그 종균을 옮겨 주며 즉 키워서 보관하면서 요구르트를 만들어 먹고, 약 버금가는 신비의 물질로도 알려져 있다.

여러 회사에서 만들어 내는 제품들을 맛보며 본고장에서 진짜 케피어의 맛을 익히게 되니 이것도 굉장한 즐거움이다. 다른 도시에서 다른 제품을 구하기도 하며 블라디보스토크에서 '동트라우는수탁' 까지 왔다 갔다 했는데 이 길을 다니는 데 어려움을 겪었다. 저녁을 먹고 러시아 사람이 '동트라우는수탁' 이 있는 마을로 데려다 주었는데 맙소사 헤드라이트가 들어오지 않는 차였다. 물론 블라디보스토크 시내에서 돌아다니는 답십리 가고 화곡동 가는 시내버스를 수없이 보아 한국의 중고차가 많이도 수출되었음에 놀라웠지만 내가 타고 가는 차가 불이 안 들어오는 중고차였다니 기가 막히는 일이다.

시내를 벗어나니 곧장 칠흑같은 어두움이 덮쳤다(러시아에는 달도 안 뜨나 보다). 불 밝히고 오는 차가 있으면 열심히 그 뒤를 따라가다가 그 차가 딴 길로 가면 또 옆으로 비켜서서 다음의 안내자를 기다리고 하여 2시간이면 도착할 곳을 5시간이 더 걸려 야간 기행을 하였으니 교통사고 안 만나고 오늘날 살아서 이 글을 쓰고 있는 것이 감사할 뿐이다. 오가는 길이 험했어도 그 험함이 고생으로 기억되지 않은 것은 새로운 요구르트를 찾아 탐방하는 그 재미 때문이었으리라.

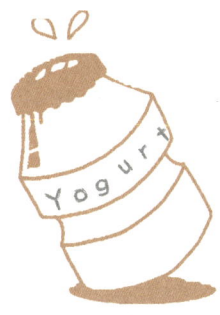

한국에 커티즈 치즈가 없는 이유

　유학 생활을 하던 첫해 여름, 방학 중에 생활비와 학비를 벌기 위해 학교에서 일을 하였다. 다행히도 유가공 공장이 학교에 있어서 대학원생이라는 특권으로 쉽게 일을 얻었는데 일하는 데는 서열이 있어서 당연히 초짜들이 맡는 제일 힘든 분야에서 일하게 되었다. 분야라면 좀 거창하고 섭씨 30도가 넘는 여름 날씨에 에어컨도 없는 방에서 뜨거운 물로 스테인레스 스틸로 된 6갤런짜리 무거운 우유 통을 씻는 일이었다. 팔이 짧은 동양 사람이라 머리를 거의 통에 집어넣으면서 통을 씻으니 한 개를 씻기도 전에 물과 땀으로 목욕을 한다. 내가 특권으로 직장을 얻은 것이 아니라 아무도 하려는 사람이 없어서 내게 일이 떨어졌구나 하는 생각이 들었다. 내가 나중에 자서전을 쓸 만큼 유명인이 될 터이니 이것도 그 때 쓸 자서전의 내용을 마련하는 것이니라 나를 위로하면서 시간을 보냈다.

사실 그 때 가진 진짜 특권은 공장에서 만드는 치즈를 마음대로 먹을 수 있었던 일이다. 돈 없는 유학생에게는 끼니를 때울 수도 있으니 신나는 것이다. 그런데 그 공장에서는 커티즈 치즈만을 만들었으니 커티즈 치즈만으로 점심과 오후 간식, 퇴근 전 간식을 하면 웬만하면 질려서 보기도 싫을 텐데 나는 정반대였다. 한참 먹었더니 오히려 그 맛이 기가 막히게 고소했다. 그 치즈에 후춧가루를 뿌려 먹어도 좋지만 파인애플과 섞어 먹으면 담백하면서 달고 고소한 맛이 그만이었다.

이 커티즈 치즈는 락토코크스 락티스라는 유산균과 렌넷 효소에 의해 만들어지는 것으로 우유에 있는 케이신이라는 단백질을 유당과 함께 침전시켜 된 고단백질 식품이다. 또한 압력을 가하지 않아 먹기에 부드럽고 발효가 진행되지 않아서 맛이 다른 치즈처럼 꼬리꼬리하지 않고 싱싱하여 여자들이 특히 좋아한다. 추가로 말하면 이 치즈는 좋은 다이어트 식품이다. 한국에서도 인기가 있을 식품인데 아직까지 소개가 잘 되지 않았다.

일을 시작한 지 얼마 되지 않아 다른 사람이 8시간에 하는 일을 4시간 만에 다 해치우고 나니 오후에는 할 일이 없었다. 더 할 일이 있느냐니까 더 이상은 없단다. 그럼 난 어떡하냐고, 난 8시간을 일해야 등록금을 번다고 했더니 최고 고참(30년 이상을 이 치즈만 만들고 있다는 전문가)의 조수로 나를 붙여 주었다. 이 고참은 말이 없는 사람인데 나의 존재와 상관없이 묵묵히 자기 할 일만 하였고, 나는 그의 기가 막히게 정교한 작업을 감탄사를 발하며 구경하는 것이 고작이었다. 커티즈 치즈는 응고된 케이신 단백질을 실줄로 된 칼로 얼마나 동일하게 원하는 작은 덩어리로 자르느냐에 상품의 제품을 만들어 내는 비밀이 있다. 한국의 한석봉 어머니보다도 1000배나 더 많은 동일한 사이즈의 조각들을 동일한 시간에 만드는 그는 장인 중의 장인이었으니 그의 조수로 있는 나는 일하는 재미가 커티즈 치즈 먹는 재미보다 더 좋았다.

이 고참을 스승으로 모시고 사부님께 대하는 예우를 갖추었더니 나에게 그의 칼 솜씨를 전수해 주는 것이 아닌가! 내 솜씨도 그가 속한 무림파의 중간 보스 정도 되었으니 (한국 사람다운 손재주로) 소림파의 장수 실력은 되었다고 본다. 이후에 곧 한국에서 나를 스카웃해 갔다면 그 회사는 한국 시장의 커티즈 치즈왕으로 이름이 널리 알려질 텐데 한국이 그 기회를 잃어버려 아직도 한국에 이 치즈가 없나 보다.

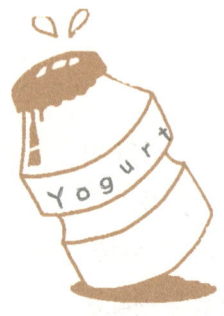

죽어도 좋아

얼마 전에 NBC 회장 딕 에버솔 일행을 태우고 노틀댐으로 향하던 경비행기가 추락해 2명이 죽었다. 노틀댐 대학에 풋볼 게임이 있을 때마다 수많은 경비행기가 몰려드는데, 비행기 사고율이 의외로 높다는 사실에 놀랐다. 유명한 존 케네디 주니어도 경비행기 사고로 세상을 떴다고 하는데 그래도 이런 것과 상관 없이 경비행기를 타고 몰려온다. 난 죽어도 좋아!이다.

나의 미국 친구 중 하나는 비행기 운전을 좋아해 경비행기를 가지고 있다. 나더러 자기 비행기를 타고 켄터키를 가자고 하여 부조종사의 역을 담당하며 몇 시간 동안 높지도 낮지도 않은 상공을 날았다. 하늘은 길을 낼 수가 없어 마음대로 날 수가 있을 것이라고 생각했는데, 아니었다. 쉴 새 없이 지상의 관제탑과 교신을 하였고 조금 항로를 벗어났더니 금방 연락이 왔다. 꼼짝없이 눈에 보이지 않는 길을 따라 진행하는 것이었다. 눈에는 안 보이지만 관제탑의 친절한 안내로 무사히 목적지에 도착할 수 있었다. 아주 기가 막히게 좋은 경치를 구경하면서 말이다. 친구는 두 가지로 비행기를 모는 즐거움을 요약했다. 뜨고 내리는 재미가 좋고, 하늘을 나는 그 맛이 기가 막히다는 것이다.

우리도 눈에 보이지 않는 길을 간다. 육신의 인생 길은 종착지가 땅속이지만 이 길이 언제 끝날지는 모르며 이 길을 간다. 사람마다 또한 다른 인생 길을 간다. 직장도 다르지만 생각과 결정을 제각기 하며 자신의 길을 간다. 어떤 길이든 눈에 보이지 않는 길이지만 나의 친구처럼 재미가 있고 기기 막히게 좋은 길을 택해 "죽어도 좋아!" 하며 살아 가는 우리의 선택이 되어야 할 것이다.

나의 유산균은 감정이 없지만 주인인 나의 안내에 순종하며 착실히 자신이 가야 할 길을 간다. '너는 유산을 많이 만들어 내는 역할을 감당하여라' 하면 그 길을 잘 따라 행하여 나를 기쁘게 한다. '너는 특별히 어렵지만 능력이 있으니 특별한 펩타이드를 만들어 내어 필요한 곳에 사용되어라' 하면 열심히 내가 원하는 그 물질을 더 만들어 내어 나에게 흐뭇함을 선사한다. 어쨌건 나는 이 유산균들이 우리의 삶에 도움이 되는 일을 감당하기 원하고 이

들은 그 일을 수행하니 이로 인해 나는 기쁘다.

　나의 부조종사 경험이 잊혀지기도 전에 내가 타보았던 비행기는 바람 때문에 곤두박질을 하였고 나의 친구는 이번에는 8인승 비행기로 업그레이드를 하여 죽음을 넘기며 자신이 즐기는 즐거움을 계속 유지하고 있다. '나는 죽어도 좋아!' 하는 마음으로, 열정으로 말이다.

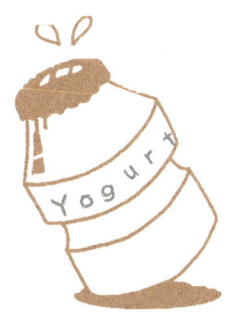

석양 노을

학훈단 시절 원주로 첫 훈련을 받으러 갔었다. 그 때는 그 훈련이 얼마나 고달펐던지 지금도 그 기억이 생생하다. 그 더운 여름날 땀을 뻘뻘 흘렸는데 씻지도 못하고 잠을 자니 40명이 자는 내무반은 쉰 땀 냄새가 진동을 한다. 그래도 아랑곳없이 잠이 쏟아지는데 하루가 멀다고 무슨 산타클로스 작전을 한다며 모든 사물을 담요에 싸 담고 연병장을 도는 달밤 체조를 했다. 정말 고달픈 나날이었다. 게다가 밥 한 끼 먹으려면 수저 뜨자 식사 그만이라고 외치는 시간 제한의 압력, 그 덕분에 음식을 입에 부어 넣는 작업을 이틀도 못 되어 익히게 되었다. 사실 훈련 전까지 나의 음식 먹는 속도는 아주 점잖았다. 여유 있게 수저질도 했고 맛을 음미할 줄도 알았고, 적어도 즐기는 식사를 했었다고 기억한다. 그러나 그 때 받은 훈련의 결과로 지금은 아주 빠르게 식사를 하게 되어 오히려 아내에게 핀잔을 받는 때도 많게 되었으니 훈련이라는 것이 얼마나 중요한가를 다시 생각하게 한다.

피곤함의 극치까지 도달한 그날도 저녁 식사시간을 기다렸다. 5분 정도에 식사를 끝내면 누구도 간섭하지 않는 10여 분간의 내 자유시간을 가질 수 있었으니 빨리 식사를 끝내고 그 곧 쓰러질 것 같은 피곤함을 누구 간섭없이 녹여보자는 마음을 가지고 있었던 것이다. 정신없이 식사를 끝내고 등을 돌려보니 그 때 막 석양 노을이 시작되는데 그 아름다움이 나를 정신없도록 만들었다. 아니 이렇게 아름다운 색깔이 이 세상에 있을 수 있단 말인가! 아니 이런 경치가 천국이 아니고서야 어디 있을 수 있겠는가! 하는 경이감에 빠져, 피곤하여 곧 쓰러질 것 같은 우리 모두는 다 얼 빠진 사람들처럼 함께 그 황홀한 아름다움에 동화되는 순간을 경험한 것이었다. 나는 더 이상 피곤치 않았다. 마치 고향에 온 것 같은 평안함이 내 안에 가득히 차들어옴을 느끼며 그 자리에 얼어붙은 듯 서 있었다.

우리의 몸은 우리가 아직도 알지 못하는 수많은 능력을 가지고 있다. 극한 상황에서 벗어날 수도 있고, 마취제를 사용하지 않고도 고통을 느끼지 않을 수도 있으며, 또한 힘들고 어려운 사람을 만나면 불쌍히 여기고 함께 울 수 있는 감정도 있는 것이다. 유산균들도 극한 상황에 접하면 그 힘든 상황에 대비하는 작업을 한다. 자라기가 힘들 때는 실처럼 가늘고 약하게 겨우 생명을 이어 나가기도 한다. 하지만 아쉬운 것은 유산균은 우리처럼 함께 기쁨을 나누고 어려울 때 울어주지도 못한다. 무엇보다도 함께 말하며 교제할 수 있는 특권이 없는 것이다. 우리에게는 아직도 함께 할 수 있고 나눌 수 있는 것이 많다는 것에 감사한다.

일본의 유전학 학자 아노 박사는 암을 유발하는 효소를 연구했는데 그 효소의 구조가 구아닌(G), 아데노신(A), 시토신(C), 타이민(T) 등 유전자에 관련된 물질이 어떤 법칙에 의해 정렬된 것임을 알아 내었다. 이 정보 중 T 등 음악 기호에 없는 것은 다른 음악 기호로 바꾸어서 음악 악보에 나타내는 기호인 C, D, E, F, G, A, B(도레미파솔라시)로 암을 유발하는 효소의 배열을 피아노 건반으로 눌렀더니(아노 박사의 부인은 피아니스트이다) 베토벤이 작곡한 장송곡의 주제 음율과 같았다는 것이다. 그와 그의 부인은 이 발견에 힘입어, 쇼팽의 즐겁고 깨끗한 야상곡의 주제 음율이 우리의 감정을 흐뭇하게 해주는 효소의 유전인자 구조와 같다는 것도 보고하였다.

우리가 즐거울 때는 즐겁게 하는 데 관련된 효소가 많이 분비되고 우리가 슬프고 괴로울 때는 이 감정과 어울리는 효소들이 많이 분비된다면 또 다른 장수의 비결은 마음이 기쁘고 감정이 행복한 순간을 많이 가져 우리가 오래 살 수 있는 효소를 많이 분비되도록 하는 것이다. 적어도 이 효소들을 분비할 수 있는 우리는 감정이 없는 유산균들보다 천 배 만 배 행복한 것이다. 나는 힘들게 고통받으며 안 살아야지.

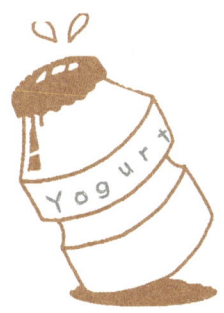

백살 형

　학창 시절 유난히도 코가 커서 코보 형이라고 불리던 선배가 있었는데 보통 사람과는 다른 면이 많았다. 그는 아주 근면했다. 고향집에서 학자금이 올라오는데도 새벽에 일어나 학교 내 기숙사의 각 방에 신문을 배달하고, 학교 수업이 끝나면 가까운 초등학교 정문 앞으로 솜사탕, 요구르트 등을 자전거에 싣고 가서 팔아 돈을 모았다. 방학 때도 기발한 방법으로 돈을 모았는데 대천 해수욕장에 돈을 쓰려고 가는 게 아니라 돈 쓰려고 작정하고 오는 사람들의 돈을 모아야겠다는 작전으로 갔던 사람이었다. 3학년 때 수원 부근의 밭을 싼 가격에 많이 사기도 했으니 우리는 학생 때 이렇게 미래를 계획하기가 쉽지 않은데 그는 경제적인 면에 자신감이 차 있었다.

자린고비는 굴비 한 마리 매달아 놓고 밥 한 술 뜨고 굴비 한 번 쳐다보며 절약형 식사를 했다지만 나의 코보 형은 보리밥에 꽁치 반 마리 얹어 만든 밥으로 식사를 때웠고 기숙사에 한 번 와서 밥을 사먹을 때는 항상 빈 커피 통에 자기의 개를 위한 추가 배식을 받아가 자신의 한 끼를 더 해결하며 자취를 하였는데 그는 이러한 식사를 하면서도 건강하였다.

나는 그가 건강한 이유를 세 가지로 보는데 이는 열심히 육체노동하며 일하는 것과 팔다 남은 요구르트를 먹음으로 인한 영양 보충과 삶에 대한 열정이다. 그는 식사할 때 오른쪽으로 50번, 왼쪽으로 50번 도합 100번을 씹고 삼킨다. 책에서 보니 음식을 가능하면 오래 씹는 것이 건강 유지의 비결이라고 하는데 이는 옳은 것 같고, 자기 또한 100살까지 살기를 원하니 100번은 씹는다는 것이었다. 이러한 그의 식습관으로 인하여 그는 새로운 추가 별명 '백살 형'을 얻게 되었다. 그는 장수에 대한 노력을 그 나름대로 열심히 지켜나갔다. 옳다고 인정이 되면 즉각 실행해 나가는 그였으니까.

일부에서는 그를 기인처럼 여기기도 했는데 나와는 특별한 친분이 있었다. 그의 관상학 공부에서 얻은 지식에 의하면 나는 그의 친구가 되는 상이란다. 그와 사귀면서 나는 그의 인생관과 삶에 대한 철학을 듣게 되었고 점차 그를 좋아하고 이해하게 되었다. 삼국지를 인용하면서 '내가 그를 알고 그는 나를 모르면 나는 그와 겨룰 때 백전 백승할 수 있다'는 것으로 자기를 기인 취급하는 사람들을 다 알아 나가며 그들에게 늠름한 모습을 보이고 있었다. 그는 놀라울 정도로 순수한 마음을 유지하고 있었고 한국의 재벌 기업에 버금가는 경제인으로 성장하는 꿈이 있었으며 자신의 인생 계획을 하나씩 하나씩 추진해 나가는 부지런함이 있었다. 옳다고 생각하는 것을 즉각 실행하는 실행력도 있었다. 남녀 사이가 이상하게 변해서 순수한 사랑 이야기보다 육신의 쾌락 쪽이 앞서는 사회를 개탄했으며 우리 젊은 사람들의 이성관이 너무 얄팍해졌고 계산적이 되어감을 서글퍼 했다.

자신이 좋아했던 한 여학생을 1년 이상 흠모하다가 겨우 기회를 만나 데이트를 했는데 두 번 데이트하고 채이고 말았다. "당신이 원하는 대로 다 쓸 수 있는 용돈을 줄 자신이 있습니다. 부잣집 마님 소리 들을 수 있도록 해드리겠습니다"라는 말 때문이었다. 돈이 다가 아닌데 돈도 없으면서 돈 이야기한다고 말이다. 낭만이 없고 너무 돈 돈 한다고.

나중에 백살 형이 나에게 한 말은 그 여학생을 만나보니 돈이 최고라고 생각하는 것으로 판단돼 제일 좋아하는 것을 주겠다는 말을 했을 뿐인데, 왜 일이 이렇게 되어나가는지 모르겠단다. 여자 문제는 공부로 알아지는 것이 아니구나 하면서 한숨 어린 고백도 했다. 그가 순수한 사람인 것은 알지만 애정 문제에 있어서 어떤 충고를 해 줄 수 있으랴! 어쨌건 나중에 그 여학생은 돈 많은 나이든 사람에게 시집갔으니 백살 형이 보기는 잘 본 것이다. 백살 형이 사 둔 땅은 나중에 값이 많이 많이 뛰었을 것으로 생각한다. 우리 백살 형은 그 해 여름 수영을 배우는 것은 유익한 일이라며 열심히 수영도 배우고 돈도 벌며 여름방학을 보냈다.

여름방학이 끝난 후 나는 백살 형을 볼 수 없었다. 저수지에서 노는 아이가 물에서 허우적거리는 것을 보고 그를 구하려 뛰어들었으나 아직 미숙한 수영 실력으로 말미암아 본인은 죽고 아이는 살리는 살신성인의 일을 수행했기 때문이었다. 자기의 수명이 짧은 것을 미리 알았을까? 그래서 100살까지 살아야겠다고 나름대로 열심을 다했는데 그는 장수의 축복을 받지 못했다. 우리가 해결할 수 없는 장벽이 있음은 인정해야겠다. 그가 배웠던 관상학은 건강 관리와 음식의 문제를 떠난 복병을 이겨내는 방안을 마련해 주지 못했으니 말이다.

나중에 알고 보니 그는 그 가정의 솥뚜껑이었다. 밥하는 데 없어서는 안 될 솥뚜껑 말이다. 사실 그는 우리 사회의 솥뚜껑도 될 수 있는 사람이었는데 장수의 복을 누리지 못하고 너무 일찍 가버렸다. 솜사탕과 요구르트 그리고 꽁치 반찬을 생각하면서 그의 순수한 생각과 열정을 그리워한다.

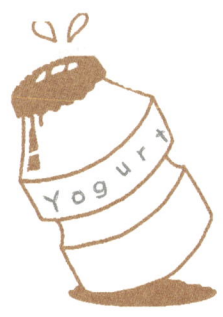

함께 기뻐하자

　미국에서 공부했던 첫 학기에는 지금도 기억나는 사건들이 많다. 어쩌다 영어 시험에 통과하여 곧장 전부 전공과목만 들을 수 있게 되어 겁없이 여러 과목을 수강했는데 공부하랴 실험실에서 과제하랴 시간이 무척 딸렸다. 여러 과목 중 하나인 생화학은 진도가 어찌나 빨리 나가는지 영어로 교재 읽느라 밤잠을 못 자는 날이 많았다. 맨 처음 중간고사에서 이 과목을 봤는데 공부하다 보니 새벽 6시가 된 것이다. 잠이 오고 피곤해서 이것을 참나 잠깐 눈을 붙이나 생각하다가 머리 잘 돌아가라고 잠시 눈을 붙이기로 했다. 내가 한국 돌아가는 비행기를 타고 있어서 이상하네? 내가 지금 한국 가는 때가 아닌데 하며 깜작 눈을 떴는데, 웬일!! 이미 시험 시작 시간은 30분이나 지난 것이 아닌가? 불이 나게 뛰어가 시험지를 받아들고 답안을 작성하였다. 시험 시간을 10분 정도 더 주었지만 시험 결과는 D였으니 기가 막힌 일이었다.

담당 교수에게 내 사정을 이야기했지만 다음 시험 잘 보라는 격려만 받고서 낙심한 마음이 되었다. 내 사정을 들은 학교 친구들이 위로의 마음을 전해 주는데 영어 시험을 통과하지 못해 영어 과목을 듣는 사람은 내가 무리하게 과목을 들어서 그런 결과를 초래했다고 은근히 나를 탓하며 좋아하는 것 같았고, 다른 사람들은 나의 마음 상함을 이해해 주기보다 그저 재미있는 일화로 듣는 것 같아 기분이 영 '아니올씨다' 였던 것을 기억한다.

우리는 슬픈 일을 당한 사람을 위로하며 함께 슬퍼한다. 그 사람이 겪었을 또는 겪을 아픔을 같이 느끼며 함께 울어 주는 것이다. 함께 애통한다는 것이, 내 아픔을 애통해 해주는 사람이 있다는 것이 얼마나 좋은 것인지 모른다. 이 과정이 우리를 어려움에서 나오게 해주고 다시 살아갈 새 힘을 준다고 믿는다. 그러나 때에 따라서는 남의 어려움이, 속상함이, 나의 연약함을, 부족함을 위로해 주기도 해 내가 치유됨을 만족해 한다. 그러나 우리는 보다 넓은 마음으로 상대방과 주위를 보아야 할 것이다.

남의 좋은 일을 만나 함께 기뻐해주는 일은 어려움을 만나 함께 슬퍼해주는 일보다 더 어려울 때도 있다. 그래서 사돈네 팔촌이 논을 사도 배가 아프다고 하지 않는가! 내 자녀가 잘되면 신나지만 남의 자녀가 잘되면 그렇게 신나지 못하는 게 우리의 실정일 수도 있다. 남의 자녀도 내 자녀처럼 생각하는 어른의 마음은 어떻게 해야 생기는 건가? 우리 모두 자녀는 다 내 자녀로 보는 시각을 가져야 할 것이다. 넉넉한 사랑의 마음을 가져야 할 것이다.

이 일로 인해 나는 생화학 과목을 공부하느라 죽어라고 추가 시간을 할애해야 하는 고생을 했으나 이 과목을 끝내고 담당 교수님과 가까워졌다. 그의 실험실에 가서 함께 일도 하며 교제를 하게 되었으니 일의 끝은 모를 일이다. 무엇보다도 감사한 일은 단백질의 구조와 유전 인자에 관한 깊이 있는 공부를 밤잠 안 자고 한 덕택에 나의 유산균을 더 깊이 알고 이해하는 데 큰 유익이 되었음이다.

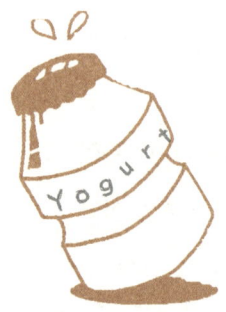

불쌍한 볼두덩

미국에 유학 온 첫해 가을, 한창 공부에 정신이 없을 때 갑자기 잇몸이 붓기 시작하고 통증이 오는데 정신을 못 차릴 지경이었다. 이빨이 아프면 먹지도 못하고 또한 그 통증 때문에 아무것도 못하니 공부 제대로 따라 가려면 무슨 수를 내어야 했다. 학교 내의 의사 말로는 사랑니가 나오는데 잇몸이 두꺼워 나오지 못하니 수술을 해야 한단다. 학교에는 수술하는 치과의사가 없어서 다른 곳에서 이빨을 빼야 한다고 하였다. 2-3일에 걸쳐 겨우 치과의사 한 사람을 만나보도록 예약을 성공적으로 하였는데 그동안의 고통은 말할 수도 없었고 잇몸은 탱탱하게 부어서 말도 할 수 없는 상태였다. 이 정도면 여자들의 해산하는 고통보다 훨씬 더

심한 것이리라.

　무사히 잇몸을 째고 이빨을 시원하게 쫙 빼 버리고 다시 이빨 빠진 곳을 꿰매고 병원을 나서니 통증이 하나도 없었다(물론 마취제 덕분이겠지만). 나에게 고통을 주었던 그 이빨을 손에 들고 "네 이 놈, 네가 나를 그렇게 힘들게 할 수가 있더냐!! 이제 너는 나의 노예로다" 하며 전리품을 손에 넣은 용사처럼 기분이 날아갈듯하였다. 손에 든 이빨을 다시 보고 또 보니 사랑니라서 먹은 음식 씹는 데는 별 도움은 못 주겠지만 그런대로 귀엽게 생겼음을 느꼈다. 이빨이 성해야 하는데 이 이빨이 썩어 사랑니가 아닌 다른 이빨을 뽑아 내야 한다면 이것은 큰 문제가 되는 것이다.

　유산을 만들어 내는 유산균이라고 다 좋은 녀석은 아니다. 스트랩토코크스 뮤탄스(Streptococcus mutans)라는 놈은 유산을 만들기는 하는데 충치를 만드는 원흉이 된다. 음식의 섭취나 플로라이드 또 침의 양에 따라서 충치 발생의 정도가 달라지겠지만 충치를 발생케 하는 특정 세균들이 있는데 이 에스(S) 뮤탄스란 놈이 그 놈 중의 하나다. 이 충치 세균들은 설탕 성분과 함께 치석(plague)을 치아에 만들고 이 치석을 산성으로 만들어 버리고 이빨의 에나멜을 녹여버려 동공이 생기게 되는데 이것이 충치가 되는 것이다. 치아를 위해서는 이 에스 뮤탄스란 놈이 이빨에 많이 붙어 있어 이로울 것이 하나도 없는 것이다. 충치로 치아가 썩어버리는 것은 어렸을 때 한 번이면 족하다. 영구치가 나왔는데 이것마저

썩어 버리면 이것처럼 아깝고 한심한 일도 없겠다.

사랑니를 뺀 후 일 주일 뒤에 실을 빼러 치과에 다시 가야 하는데 이틀이면 아물 것이라는 잇몸에 이상이 생긴 모양이었다. 마취제가 아니어도 통증이 없어졌고 부은 증상도 다 없어졌는데 입을 여는 것이 여간 부자유스러운 게 아니었다. 닷새가 지난 후 아무래도 이상해서 친구의 도움을 받아 입속의 상태를 점검하게 되었는데 이게 웬 일인가! 나의 볼 안쪽과 뒷쪽 잇몸이 한 몸이 되어 파뿌리가 될 때까지 동고동락하는 사이가 되어 있었다. 맙소사, 내 볼두덩을 잇몸과 연결하는 수술을 받다니 이것은 도대체 어떤 새로운 수술 방법이란 말인가!

이 일로 인해 나는 많은 사람에게 웃음을 선사하게 되었다. 아주 점잖으신 나의 지도 교수까지 웃음을 참지 못하셨고 나 역시 이 기가 막힌 시술에, 화가 나는 정도를 넘어선 이 상황에서 나오는 웃음을 참지 못해 입이 크게 벌어지는 웃음을 웃고 말아 볼 안쪽이 찢어지는 고통과 피흘림을 감당해야 했지만 입이 열리는 해방을 맛보았다. 역시 웃음은 좋은 것이다. 우리 삶에 휴식과 활력을 넣어 주는 이 웃음은 장수하는 비결의 한 삼각점이 된다는 것을 다시 상기시키고 싶다.

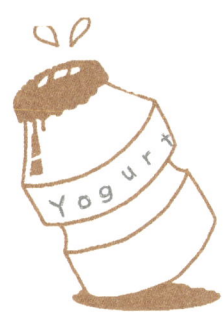

'젠장' 꿈이 짐이 될 때

잘 해보겠다고 열심히 뛰었는데 결과가 신통치 않다. 이 좋은 유산균을 알리고 보급하겠다고 아이디어를 내었는데 반응이 신통치가 않은 것이다. 목포에 가려고 열심히 갔는데 가다보니 삼천포로 빠져버린 경우도 많다. '젠장!' 왜 일이 이렇게 안 풀린담! 요즈음 TV 시트콤 "김치 치즈 스마일"을 보면 월도 할머니가 자주 쓰는 말이 있다. 할머니가 쓰는 말이지만 귀엽게 들리는 "젠장!"이란 표현이다.

한참 일이 많을 때는 정신이 없다. 초창기에는 일당 백의 정신으로 연구, 생산, 판매, 테크니칼 서비스 등 모든 것에 달라붙어 일을 하였다. 사실 공부만 하다가 큰 회사에 취직이 되어 안정된 자리에서 일을 했었으니 어떻게 보면 편하게 생활해 온 것이다. 그러다가 하나의 꿈, 즉 논문에 발표된 좋은 결과를 썩히지 말고 실용화하여 우리의 삶에 도움을 주자는 꿈 때문에 내 회사를 차리고 갑자기 천근 같은 짐을 짊어지고 나가게 된 것이었다.

클레임도 많고 계획에도 없는 일들이 자꾸 생긴다. 누구는 나의 사전에는 불가능이라는 말은 없다고 하여 많은 사람들을 현혹하였지만 나의 길에는 불가능이 너무 많아 계획대로 안 되고 엉뚱한 결과가 나와 사람을 지치게 하며 의욕상실로까지 밀어부치는 일들이 수다하니 정말로 내 인생이 "젠장!!!" 이었다.

내 쪽에서도 무슨 대책이 있어야 했다. 그래서 우선 감당할 수 있는 일만 하기로 하고 5시 이후에 오는 팩스는 안 보기로 했다. 보나마나 요구사항이나 클레임일진대 다음날 아침이 되기 전에는 어차피 해결 못할 것들을 미리 알아 걱정하며 머리 쓰지 말아야겠다는 결단이었다. 내일을 위한 휴식 공간을 마련한 셈이다. 내 손에서 떠난 서류나 물건은 더 이상 미련을 가지지 않는다는 마음으로 내가 더 손볼 일이 없는 상황에 안절부절하며 속 타는 일이 없도록 노력했다. 어차피 가방 하나 들고 미국에 왔으니 잃을 게 무엇이 더 있을꼬 하는 마음으로 돈에 자유로워지도록 마음을 다스렸다. 재산이 넉넉지 못한 한 친구는 항상 자기는 "돈밖에 가진 것이 없어서"라며 여유를 부렸는데 이처럼 내가 현재 가진 것이 풍족하다는 마음을 가지는 것이 일하는 데에 얼마나 도움을 주었는지 모른다. 필요에 따라 생기는 삶의 지혜는 우리가 받는 축복이다.

외길 인생으로 유산균을 자녀 삼아 키우는 업을 지금도 계속하고 있다. "젠장!"이라는 말을 쓸 만큼 힘들 때도 있다. 그러나 고등동물이 아닌 미물이지만 그 나름대로 정리된 그들의 세계를 보면서 우리 삶에 유익한 일을 감당하고 있음에 감사한다. 또한 일이 안 풀리고 엉뚱한 결과가 생겨 한때 그랬듯이 "젠장!"이 연속되고 내 꿈이 짐이 되는 때가 또 있을지도 모르지만 현재 가지고 있는 것이 풍족하다는 마음으로 또 그저 "젠장! 젠장!!" 하며 헤쳐 나갈 수 있다고 생각하니 월도 할머니가 소개한 귀여운 "젠장!"이 고맙기까지 하다.

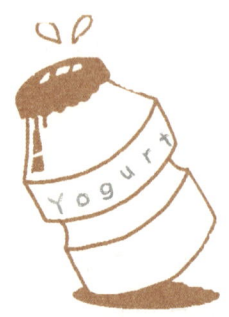

세금 혜택

　유산균 회사를 시작한 지 5년이 되던 해 드디어 규모를 갖춘 새 공장을 세우는 작업에 들어갈 수 있었다. 중소기업을 위해 마련된 자금을 빌리는 일도 착착 진행되었는데 어느 날 시청에서 직원이 나왔다. 우리 시에 공장이 들어서는 일을 환영한다고 하며 내가 몰랐던 새로운 프로그램을 설명해 주었다. 시 의회에 청원하면 3년 혹은 잘하면 5년 동안 세금 감면 혜택을 볼 수도 있다는 것이었다. 그렇지 않아도 확장하면 자금이 어려울 수도 있지 않을까 염려했는데 잘 되었다 싶어 수속을 밟았다. 그런데 생각보다 쉽지 않았다. 10명이나 되는 시 의원들이 둘러선 앞에서 나의 계획과 시에 미치는 영향을 설명하고, 그들이 묻는 날카로운 질문에 대답하는 청문회 같은 것을 두 번 통과해야 했다. 게다가 같은 시기에 청원한 다른 회사들에서는 말 잘하는 그들도 변호사를 고용했는데 나만 통·반장을 다 하며 혼자서 그들을 설득하려고 했던 것이다.

결과는 어땠을까? 물론 '딩동댕'이 아니고 '땡'이었다. 생산 시설하는 자에게 준다는 혜택인데 우리 땅 옆의 생산 시설도 아닌 버스 정류장 시설이 혜택을 받고 나는 빠져 버린 것이다. 그것도 막상막하가 아닌 9:1의 표로 졌다. 9명의 민주당 소속이 모두 반대를 한 것이었다. 정치권의 희생양이 된 것을 알고 나니, 심히 불쾌하고 화가 났다.

이 일 후에 시청 직원들이 나를 찾아왔다. 사과한다는 것이었다. 나의 이웃이었던 미국 사람도 찾아왔다. 신문에서 보았다며 이것은 불공평한 결정이었다고 나를 위로하며 또한 생산 시설을 위한 공장 건설인데도 '불혜택' 도장을 찍은 것은 '작은 자'를 업신여긴 처사라고 대신 사과하는 것이었다. 나중에는 신문사 기자도 찾아와 함께 항의하자고도 하였으니 나의 마음이 풀어질 수밖에 없었다. 대단한 나라라는 생각이 들었고 정치인들의 세계만 빼면 '정의'는 살아 있음을 느꼈다.

올해 나는 다시 공장 확장을 계획했고 다시 한 번 아직도 유용한 세금 혜택의 길에 도전하였다. 이번에는 또 다른 방안도 있어서 더 수월하게 혜택을 볼 수 있다는 것도 알았지만 옛날의 길을 또 가기로 하였다. 내가 하고 싶은 이야기도 10명의 시의원들에게 내 식대로 줄줄 해대었다. 이번의 결과는 8:2였는데 '딩동댕'으로 통과하는 8:2였다.

이제 복잡하게 서류를 준비하는 작업을 계속 해야 하지만 공화당, 민주당을 떠나 바른 판단을 끌어낼 수 있다는 자신감과 직원들과의 교류가 주는 가치로 인해 잘한 일이라고 생각한다. 이러한 일들을 겪게 된 것도 나의 사랑하는 유산균 때문이다.

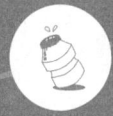

가장 중요한 한 마리

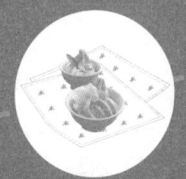

3장

스타터 균 | 에빠논 | 서울역에서 만난 사람 | 인연 | 콩, 콩, 콩 | 소탐대실
| 못난 얼굴 | 연약함이 주는 풍요 | 역경을 헤치며 | 셋째 여동생 | IMF |
한국사람 요요마

1장. 유산균과 장수

2장. 나의 꿈 유산균

3장. 가장 중요한 한 마리

4장. 내 사랑 유산균

5장. 로즈마리 치킨

6장. '더 장수' 하십시오

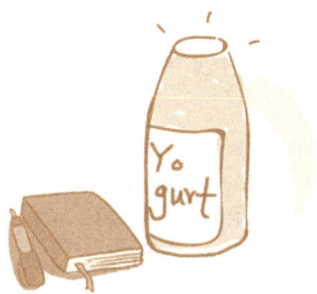

스타터 균

　나는 유산균을 생산한다. 내가 생산해 낸 유산균의 숫자를 보면 우리의 산수 계산 능력으로는 불가능하다. 하늘의 별 수가 많다고 하여도 내가 만들어 내는 유산균의 수와 비교하려면 어림도 없다. 이렇게 좋은 일 하는 놈들을 많이 생산해 내었는데 아직도 나를 알아주는 사람이 없지만 그래도 열심히, 신나게 이놈들을 키우고 있다. 이 유산균들은 이분법으로 성장하는데 즉 한 마리가 2마리 되고 4마리 되고 8마리 되고, 16마리 되고, 32마리 되고, 64마리 되고 또 되고 하는 것이다. 하루 만에 268,435,456(2억)마리 이상으로 늘어나니 일 년에 아이 한 명 탄생시키는 우리의 생산 능력과는 비교가 안 된다. 이렇게 엄청난 숫자로 불어나지만 처음 시작은 한 마리이다. '네 시작은 미약하였으나 네 끝은 창대하리라' 는 복의 축복이 이분법 같은 축복이라면 이러한 축복 마다할 사람이 어디 있을까?

그래서 나는 한 마리를 중요시한다. 처음의 한 마리로 인해 엄청나게 숫자가 늘어나므로 종자가 아주 좋은 놈을 잘 보관해야 한다. 그래서 나는 특별히 만든 보관소에 이 종균을 보관해두고 이들의 능력이 떨어지지 않도록 신경을 곤두세워 관리를 하는 것이다. 이 종균이 스타터로, 이 스타터를 요구르트 제조 회사로 보내면 엄청난 양의 유산균을 요구르트 내에 만들어 낸다. 스타터가 없으면 요구르트를 만들 수 없다. 스타터가 없으면 말 그대로 시작을 못하는 것이다. 어떤 일이든지 불을 지펴 시작하는 씀지 불이 필요한 것이고, 이 조그마한 스타터로 인해 우리는 거대한 일도 이루어 낼 수가 있다.

노벨상을 받은 슈바이처 박사는 어렸을 때 동네 아이와 한판 붙었는데 아래에 깔린 아이가 나도 너처럼 고기를 먹고 잘 살면 너를 이길 수 있다는 한 마디 말에 싸움을 포기하고 스르르 내려왔다는 글을 읽었다. 그 하나의 사건으로도 그가 자신보다 힘든 환경에 사는 사람들을 위해 아프리카에 가서 일생을 헌신하는 삶을 산 사람이라는 것이 실감나게 느껴진다. 어쩌면 어렸을 때의 이 경험이 그의 삶에서 큰 계기를 마련하지 않았을까? 하나의 계기가, 하나의 스타터가 우리의 인생을 바꿀 수도 있는 것이다.

사실 나도 고백할 일이 있는데 초등학교 다닐 때 학교 친구와 싸운 적이 있었다. 내가 그를 이기고 있었는데 나도 너처럼 잘 살면 너를 깔고 있을 수 있다는 말을 해서 스르르 내려온 적이 있다는 사실이다. 나중에 보니 나도 슈바이처 박사와 동일한 마음을 가졌었다는 것이 아닌가! 그런데 나는 뭐람!! 누구는 자비의 마음을 펴고 아프리카까지 가서 오늘까지 이름이 남고 누구는 나도 존경하는 슈바이처와 동일한 상황에 처해 보았다는 것만으로 흐뭇해 하고 그냥 여기에 있는 것이다.

스타터는 켜지라고 있는 것이다. 하나의 불씨가, 계기가 큰 불을, 큰 일을 이루어내게 하는 것이다. 불이 잘 켜지려면 나무가 잘 마르든지 기름이 듬뿍 든 그릇 속에 심겨진 심지가 있든지 해야 할 것이니 나의 준비됨이 미약하다는 것을 다시 한 번 생각하며 나의 그릇을 키우는 일에 신경써야 할 것이다.

내가 하는 일들이 스타터를 키우는 일이 되기를, 그 일들이 스타터를 키울 좋은 그릇을 마련하기를, 그리고 마침내 그 그릇 안에 불길을 일으킬 기름 채우는 일을 할 수 있기를 꿈꾸며 나는 나의 일을 오늘도 계속해 나가는 것이다.

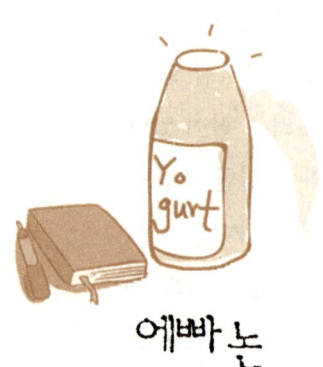

에빠논

프랑스의 파리 부근에 있는 에빠논 공장에 출장 가려면 1시간 정도 기차를 타야 한다. 파리에 숙소를 두고 2주 정도 에빠논으로 출퇴근 한 적이 있었는데 어느 날 80이 넘은 할머니 옆에 앉게 되었고 자연스럽게 이야기를 나누었다. 그 할머니는 나와 몇마디 주고 받더니 아주 예쁜 아가씨의 사진을 보여 주었다. 파리에 구경할 곳이 많아 이곳 저곳 설명을 듣고 있던 차라, 아니 이 할머니가 자기 손주 딸을 동양에서 온 미남에게 소개시켜 주려고 이러시나 하는 착각을 잠깐 하면서 아주 이쁜 그 아가씨에게 빠졌는데, 이 예쁜 아가씨가 자기였단다. 60년 전의 모습과 지금의 얼굴을 동시에 보여 주는 할머니를 보면서 이 할머니도 대단한 용기를 가지셨구나 하는 생각을 했다. 지금은 늙어 주름살이 가득하지만 아직도 자신의 옛 미모를 자신있게 나타내심이 부러울 정도로 좋아 보였다. 우리는 기차를 타고 가는 내내 살아 온 생애에 대해 긍정적이고 편안한 대화를 하였다. 특히 할머니는 나에게 파리 구경할 때 쓰리꾼 조심하라고 신신당부하셨다.

파리 구경을 혼자 하는데 갑자가 차 한 대가 옆에 선다. 젊은 친구가 오더니 자기가 의류 쇼에 참석했다가 이제 이태리로 돌아가는데 쎄무 잠바가 하나 남았단다. 그냥 돌아가는 길인데 마침 지나가다보니 당신 사이즈에 맞을 것 같아 주는 것이라고 공짜니 잘 받으라고 하는 것이다. 아니 이런 일이 있을 수 있나? 이것을 받아야 하나, 공연히 받았다가 바가지를 쓰는 게 아닌가? 이 세상에 공짜가 어디에 있어 하며 고민하는 동안 이 친구가 그냥 옷을 내게 던진다. 못 이기는 척하고 받았더니 차를 타고 가는 것 같았는데 다시 돌아온다. 지난 밤에 너무 놀았더니 돈을 다 쓰고 없다는 것이다. 나에게 다정하게 "친구여!" 하며 이태리까지 가는 차비를 달란다.

그러면 그렇지! 공짜가 어딨어! 나는 나의 착각을 반성했지만 어쨌건 그 쎄무 잠바가 든 누런 봉다리를 들고 다니게 되었다. 그런데 전철을 타고 보니 바로 옆 자리의 노부부도 나와 같은 봉다리를 들고 있는 것이 아닌가? 봉다리에 대한 사연을 물으니 이들은 무척이나 행복해 하며 내 것과 같은 쎄무 잠바를 사게 된 경위를 이야기했다. 자신들은 미국에서 온 관광객인데 한 젊은이가 와서 자기 친구가 암으로 죽게 되어 친구들이 보기가 안타까워 그 친구를 돕기로 했고 마침 어떤 사람이 새 쎄무 잠바들을 기부해서 팔러 나왔다고 했단다. 그냥 가져가고 마음에 느끼는 대로 돈을 주면 된다고 해 이 노부부는 아주 싼 가격으로 쎄무 잠바를 장만했고 또한 힘든 사람을 돕게 되어 이번 여행은 참 좋은 여행이 되었다며 기뻐했다. 또한 젊은 나이에 죽게 될 그 사람의 친구를 진심으로 염려해 주었다.

누런 봉다리를 판 사람들은 돈을 쓰리해 간 것이 아니라 마음을 쓰리해 간 것이다. 파리의 드골 공항에 갔더니 가짜 쎄무 잠바 입은 사람들이 곳곳에서 눈에 띄었다. 힘든 인생길 살아 가려다 이런 속이는 일을 하기도 하겠지만 나는 에빠논행 기차에서 만난 나이 들어 늙을지라도 행복해 하며 사는 할머니 생각이 많이 났다. 또한 남에게 좋은 일을 하고 즐거워하고 또한 힘든 상황에 있는 사람을 걱정해 주었던 노부부를 생각하면서 따뜻하고 넉넉한 마음으로 살면 오래 사는 것도 좋겠구나 하는 마음도 가졌다. 밝은 모습과 자비의 마음을 가지고 아름답게 늙어가는 사람들을 볼 때 역시 장수는 축복이라는 생각이 든다.

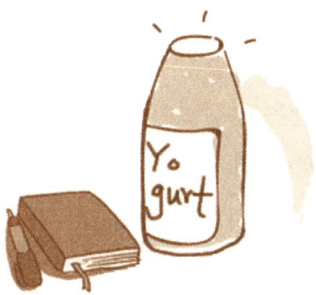

서울역에서 만난 사람

    10년이 넘은 볼보 스테이션 웨건 똥차를 모는 선배 옆에 집 사람이 타고, 뒤에는 시골 경매장에서 싸게 구한 돼지 한 마리를 태우고 도살장으로 달렸다. 가게에서 고기를 사면 비싸니까 우리가 직접 돼지를 잡아 몇 가정이 나누자는 복안을 우리 두 가정에서 시행한 것이다. 나는 학교 실험실에 가 있어서 집 사람이 우리 집 대표가 되고, 선배 아내는 세탁소에 출근해서 나의 선배가 그 집의 대표로 이 업무를 수행하게 된 것이다. 한국에서는 서울에서만 살았던 나의 아내는 결혼하고 일 주일 만에 미국 그것도 오클라호마 주의 시골에 와서 이제는 낭만하고는 좀 거리가 있는 돼지 똥 냄새를 맡으며 도살장으로 가는 것이니 신혼 초의 일과 치고는 좀 미안한 마음이 든 상황이었다.

　유산균을 공부한다고 미국에 온 지 1년 동안은 정신없이 유학생 생활, 미국 생활에 적응하느라 총각의 외로움 따위는 생각도 못했었다. 겨우 숨을 돌리고 봄바람에 마음이 심란하던 이듬해 5월쯤 한국에서 온 편지 한 장을 받았다. 나의 친척과 직장 동료였던 포근한 인상의 여성을 서울역 앞 대우빌딩의 커피숍에서 만난 적이 있었는데 "형수 오빠"로 불리며 만나기를 두 달 정도 하고, 나의 미국행으로 인해 만나지 못했었다. 편지는 바로 그 여성에게서 온 것이었다. "형수 오빠"라고 적힌 이 편지 한 장이 5월, 봄바람과 함께 나의 가슴을 열었고, 그 때부터 나의 하루 일과를, 나의 생각을, 목표를, 감정을, 열심과 즐거움으로 편지에 담아 그녀에게 전하는 행복을 가지게 되었다. 그 포근한 모습이 너무 보고 싶어 가물가물해져 얼굴이 기억이 안 난다고 사진 한 장을 받고, 나는 부머(Boomer) 호숫가에서 찍은 머리카락 휘날리는 멋진 사진을 보내었다.

　지금의 아내는 나의 멋진 사진보다 편지 속에 나타난 나를 믿고 편지로 보낸 내 청혼을 승락했다. 우리는 방학을 이용해 결혼했으며 나는 그 때 편지로 이것저것 나타냈던 나의 모습을 지키고자 지금도 열심히 노력하고 있다. 자고로 글을 남길 때는 항상 신중해야 함을 다시 생각한다. 왜냐하면 나의 아내는 근 14개월 동안 내가 보냈던 편지를 지금도 고스란히 가지고 있어 나를 꼼짝 못하게 하기 때문이다. 아직도 소중하게 간직하고 있는 그녀의 마음이 이쁘게 보인다. 내가 아는 한 사람은 지난번에 캘리포니아 주에서 한꺼번에 10개 이상의 산불이 나 번졌을 때, 집을 비우고 있다가 그만 산불이 집을 덮쳐 소중히 간직한 사진을 하나도 찾지 못하고 다 재로 보내고 말았단다. 사람의 일은 알 수가 없으니 나는 그녀의 마음을 나의 가슴의 컴퓨터 칩에 넣어 두려 한다.

나의 유학 시절에는 한국 유학생이 그렇게 많지 않았고 거의가 식당과 세탁소에서 일하며 생계에 보탬이 되는 일을 하였다. 미국 유학 시절에 우리 집 가보는 21인치짜리 흑백 TV 하나와 음악을 듣는 스테레오 시스템이 전부였는데 오클라호마 새댁의 중요한 재산이었다. 오클라호마의 더운 여름날, 그러나 건조한 여름날에 리스트의 헝가리 무곡을 듣는 것이 그녀의 마음을 위로하며 신혼의 풍경을 마련해 주는 아름다운 추억으로 남아 있다.

글로 써 두는 것은 기념비를 세워 그 때의 일을 기억하도록 하는 것처럼 우리의 진실을 지켜주고 변질되는 것을 막아주는 역할을 한다고 생각한다. 서로 믿고 의지하며 살자는 편지에 쓰인 나의 제안을 그녀는 지금도 실행하며 나의 반신이 되어 주는 것이다. 나의 성격 중에 못난 것들까지도 포용하고 변하게 만드는 능력을 가진 아내로 성장한 것도 우리의 글로 고백된 약속 때문이었으리라.

나중에 우리가 어떻게 만났느냐고 묻는 사람이 있을 때 아내는

"우리는 서울역 앞에서 만났어요"라고 한다. 맥도날드에 가서 햄버거를 사먹는 것을 특식 먹는 것처럼 생각했던 것은 유학생 아내의 생활을 자신의 삶으로 이미 받아들였기 때문이었음을 생각하면 아내도 편지에 고백한 자신의 약속을 지키는 것이었겠구나 하는 생각이 든다.

아무튼 나중에 들은 것이지만 아내는 돼지를 싣고 달리던 날, 돼지가 차 속에서 실례를 할까봐 아주 조마조마했었다고 한다.

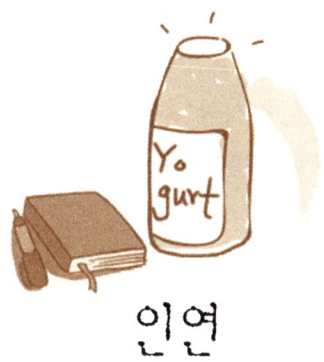

인연

　서울역 앞 대우빌딩 커피숍에서 커피 한 잔 마셨던 사건은 30년 가까이 지속되는 관계로 이어진 내 인생에 중요한 인연의 시작이었다. 이 인연으로 인하여 내게는 아들과 딸도 생기고 아직까지 외롭지 않게 살고 있으니 내게는 참으로 좋은 인연이다. 이런 인연은 나를 장수하게 하는 길도 마련할 것이니 또한 복된 인연인 것이다. 좋은 인연은 누구나 많이 가지기를 원한다.

　우리는 여러가지 인연을 맺으면서 산다. 아무리 좋게 만나도 헤어질 때 나쁘게 헤어지면 나쁜 인연이요, 좋은 관계로 헤어지면 좋은 인연이라 한다. 맞나? 그렇다고 헤어지는 일이 없으면 인연의 좋고 나쁨을 가늠할 수 없다고 말할 수는 없겠다. 아이고 이 원수야 하며 죽을 때까지 맺어진 인연을 못 끊고 지내는 우리의 관계는 또한 얼마나 많은가 말이다. 어차피 인연은 두 사람 혹은 세 사람 이상의 관계에서 생겨나는 것이지만 주로 두 사람의 좋고 나쁜 관계를 말한다고 하겠다.

인연이 생기면 두 사람 사이에 영향을 미치는 일들이 생기기 마련이다. 나의 친구 하나는 감정 조절을 잘 못해 친구들로부터 자주 충고를 듣고 살지만 우리는 친구의 인연이 있어서 그를 야단치면서도 품고 지낸다. 그러나 그 친구 때문에 함께 고생해야 하는 일이 생기면 이것은 나쁜 영향을 주는 관계라 할 것이다.

어디에서 들은 이야기지만 부모가 용돈을 주는데도 용돈 안 준다고 칭얼대며 자기더러 기둥뿌리 빼간다고 하니 대신 대들보를 빼가겠다고 도끼를 휘둘러대는 철 안든 막내아들은 버리지도 못하는 원수 아들이어서 부모의 삶에 고통을 주는 관계가 되겠다. 좋은 관계로 시작했는데 너무 가까이 지내다보니 실수도 하게 되어 감정이 상해 싸우고 헤어지는 관계도 많다. 차라리 이런 경우는 만나지 말았으면 좋았을 터인데 말이다. 특히 남녀 관계의 인연은 더욱 심각한 영향을 미치는 수가 많아 인연의 좋고 나쁨이 극으로 달릴 수 있다.

좋은 영향을 주는 인연은 좋은 균을 만남과 같고 나쁜 인연을 가진 것은 나쁜 균을 접한 것과도 같다. 좋은 균을 만나면 예를 들어 유산균 같은 균을 먹으면 우리 몸에 이득이 되는 결과를 낳게 되어 기분도 좋고 죽을 때까지의 관계 지속도 흐뭇한 것이다. 허나 나쁜 균 즉 병원균을 접하게 되면 고통도 당할 뿐 아니라 경우에 따라서는 목숨을 잃기도 하는 것이다.

어차피 우리는 많은 인연 속에서 세상을 산다. 이런저런 사람들과 관계를 맺고 사는데 이왕이면 좋은 인연을 많이 가지고 살기를 권한다. 왜냐면 인연도 만들어 가는 것이기 때문이다. 마치 좋은 균을 선택해서 먹고 나쁜 균은 나의 몸을 관리하여 침범할 기회를 주지 않을 수 있는 것처럼 우리가 관리할 수 있다.

우리가 관리할 수 없을 정도인 피할 수 없는 인연은 차라리 받아들여서 자비를 베풀고 넉넉한 마음을 품을 때 적어도 악연은 되지 않으리라.

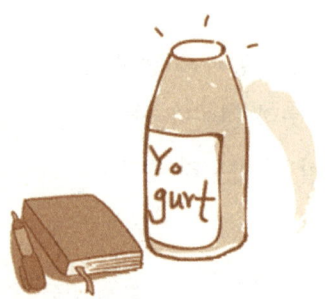

콩·콩·콩

　나는 어렸을 때 콩으로 된 음식으로는 콩자반만 먹었는데 이것도 너무 오래 점심 반찬으로 먹다 보니까 콩이라면 아니올씨다였다. 더욱이 이상하게도 콩으로 만든 음식을 먹기만 하면 배가 이상해져서 아예 끊고 지냈다. 그러나 20대를 다 넘기기 전에 나의 식단에 이상이 생기기 시작했으니 콩으로 만든 음식을 아주 좋아하는 아내와의 만남이었다.

　콩자반이라면 모르지만 두유며 콩국수 등을 먹으려면 목에서 넘어가지 않았으니, 몸에 좋다고 끈질기게 권유하는 아내와 나는 오랜 전쟁을 치렀다. 특히 나는 생콩에서 나는 콩 비린내를 싫어

했다. 그러나 나의 공격 무기였던 비린내 주장은 소총 정도의 무기요 나의 아내의 무기는 따발총이었으니 내가 밀리기 시작하는 것은 당연하다. 밀 등 곡물에서 나는 비린내는 아민류 즉 트라이메칠 아민 등에서 나는 것인데 콩을 많이 재배하는 주에 있는 일리노이즈 대학 등에서 콩의 비린내를 제거하는 연구가 심도있게 진전되고 있고, 요즈음은 비린내가 거의 제거된 두유도 제조할 수 있게 되었다. 영양가로 보면 식물성 단백질의 주 보급원인 콩은 육류원의 단백질보다 당연히 각광을 받고 있다. 콩 음식으로 옛날에 맛을 몰랐던 것들 두유, 콩국수, 두부, 순두부, 비지, 두부 지짐, 생두부들을 먹기 시작했고, 이제는 두유를 가지고 만드는 콩 요구르트까지 맛을 보게 되었다.

패자로서 나를 다시 돌아보니 2가지 이유를 찾아볼 수 있었다. 나의 선입견과 익숙하지 아니함의 문제이다. 마음으로 콩을 거부하니 콩으로 된 음식은 무조건 싫어지는 것이다. 또 하나는 나의 어머니께서도 콩 음식을 싫어하셔서 (생각해 보니 콩자반은 다른 사람의 요리 목록이었던 것으로 생각된다) 콩으로 된 음식을 접할 기회가 적었고, 그로 말미암아 콩 음식의 맛을 모르고 있었던 것이다.

음식만 아니라 나의 삶에서도 선입견에 의한 결정이 많았으리라. 그러다 보니 나의 결정이 옛날 방법에 묶여 있을 수도 있었겠고, 진주를 진주로 보지 못하는 실수를 범했을 수도 있었겠다. 무엇보다도 염려되는 것은 새로운 것을 추진하고 찾아보고 관심을 갖는 개척 정신이 부족할 수 있다는 것이다. 내게 익숙하지 않다고 시도하지 않고 새것에 대한 관심을 저버릴 때 우리에게는 발전이 없다. 나의 반성과 각오, "선입견을 버리고 개척 정신으로 살자!"이다.

이제 개척 정신으로 콩의 맛을 알아 가고 있고, 아내가 두유를 만들어 주면 "어, 이 두유 맛있는데!"라고 말할 만큼 마음이 넉넉해졌다. 그런데 아내는 "그래, 진짜? 그럼 한 잔 더!!"라고 말하며 한 잔을 더 안긴다. 오, 고달픈 나의 개척 정신이여!!!

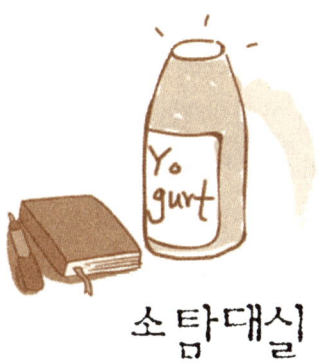

소탐대실

　두 아이를 데리고 길을 달리던 아내는, 앞에 오리들이 줄 서서 횡단하는 것을 기다리던 차들로 말미암아 갑자기 정지하게 되었다. 어쩔 수 없이 앞차를 받았는데 상대방 차는 이상이 없고 아내의 차에 조금 흔적이 나는 경미한 사고를 냈다. 상대방은 차에서 내리고 아주 신바람이 나서 교통정리를 하고 경찰도 부르고 고개가 아프다는 시늉을 열심히 하였다. 이 기회를 어찌 놓치랴!! 분명히 잘못은 뒤차에 있고 동양 여자가 겁먹고 있으니 잘 구슬리면 무엇 좀 생기지 않겠나 하는 기대감으로 들떠 있었던 것이다. 경찰이 도착하고 양쪽의 운전 면허증도 가져가고 하더니 이상한 일이 벌어졌다. 경찰이 갑자가 그 친구에게 수갑을 채워 체포해가고 그 사람이 탄 차도 견인하여 가져가는 것이 아닌가! 경찰의 설명으로 그자는 정지된 면허증을 사용하고 있었고 본인은 그것도 잊고 경찰에 직접 연락까지 하였던 것이다. 내 아내에게는 그냥 집으로 돌아가도 좋다는 말까지 해주었으니 이것이야 돈 주고 사지 못하는 은혜다. 공짜로 받은 선물인 것이다. 나의 아들은 그 상황이 어찌나 극적이었던지 20여 년이 지난 지금도 그 때 일을 생생히 기억하고 있다. 나쁜 마음 먹으면 언젠가 자기 꾀에 자기가 빠져 큰 코 다치는 난감한 일을 하늘로부터 받을지니 우리에게 이러한 보호가 있음을 감사해 한다.

유산균을 키우다 보니 여러 곳에서 유산균을 키울 음식을 사온다. 음식을 거래하던 한 회사에 1,000달러를 지불해야 할 일이 있었는데 우리 직원의 실수로 10,000달러를 지불하고 만 일이 있었다. 있을 수 없는 일이지만 실제로 일어났는데 문제는 상대방이 9,000달러가 덤으로 왔는데도 모른 체하였던 것이다. 나중에 이 일로 전화하고 증명하고 하여 환불을 받았지만 그 회사와는 두 번 다시 거래를 하지 말도록 조치를 취하였다. 지금은 그 사용 물량이 50배도 넘었으니 불순한 마음을 먹음으로 받은 손해가 이렇게 클 줄은 몰랐으리라.

교통사고와 관련된 사람이 자기도 모르는 사이에 면허가 취소되었을 수도 있지만 건망증이었을 수도 있다. 어쨌건 몰랐다는 상황은 문제가 되니 잘 잊어버리는 건망증 문제를 걱정해 볼 만하기도 하다. 우리의 건망증은 나이가 들수록 심해지는 경향이 있다. 전화기를 반찬 그릇 대신 냉장고 속에 넣는다든지, 안경을 쓰고서 안경을 찾거나, 키를 손에 쥐고 찾는 일도 있다. 자꾸 숫자 계산도 하고 머리를 사용하여 뇌 세포가 느슨해지는 것을 막으라고도 하지만 어느 정도 나이가 들면 생기는 건망증을 너무 걱정하여 오히려 해가 되면 안 되겠다.

하지만 사실 앞의 면허가 취소된 사람의 경우 여러 정황으로 미루어보아 단순한 건망증이 아니라 눈앞에 있는 '한 건수'에 정신을 잃어 자신의 약점은 잊어버렸다는 추측이 더 타당한 것 같다. 사고를 내고 차 안에 앉아 떨고 있는 동양 여자에게서 나올 돈을 상상하며 들떠 있는 동안 스스로는 호랑이 굴로 찾아 들어간 꼴이니 본인으로서는 그냥 잡혀 들어간 것보다 더 억울하고 더 기막히겠다. 어쨌든 쉽게 생기지 않을 그날의 은혜의 선물은 감사해야 할 일이요, 영화에서나 나오는 경찰이 수갑 채워 나가는 장면을 직접 목격한 나의 아들에게는 아주 신나는 날이었다.

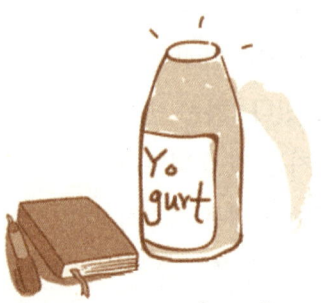

못난 얼굴

　조영남이라는 유명한 서울 음대 출신 가수 말고 김미남이라는 평범한 시골 청년을 안다. 그는 고향이 시골이고 그 시골에서 미국으로 유학을 왔으니 굉장히 멀리 날아왔는데 생긴 것과 이름과의 거리는 미국과 한국의 왕복 거리보다도 더 멀다. 미남하고는 거리가 멀고도 먼데 항상 그 이름을 들으면서 그의 미남 아님을 생각나게 하니 부모님이 원망스럽기도 하겠다. 나의 이름은 김형수여서 형수씨라는 이름이 변하여 아주머님이 되었고 아주머니에게 키스하자고 하니 냉랭하게 반응한다고 하는 이상한 상황을 만들어 내어 나의 어린 학교 친구들은 "아줌마쭈쭈냉냉"이라고 부르며 즐거워했다. 놀리는 즐거움을 친구들에게 선사했으니 남을 즐겁게 해주는 일을 어렸을 때부터 행하는 자비의 삶을 부모님 덕분에 한 셈이었다.

어쨌건 이 청년은 얼굴과 행동에서 촌스러움을 유감없이 나타내어 주위 사람들을 위로해 주었다. 본인은 싫어했을지라도 그의 뚝뚝 떨어지는 촌스러움이 남의 즐거움이 되었던 것은 사실이다. 함께 있으면 남을 편하게 해주는 특별한 은사 때문에 우리와도 친하게 지냈으며 편안한 교제를 계속하였고, 우리 회사에도 자주 방문하며 자기 나름대로 나의 일을 돕기도 하였다. 그는 상업 디자인을 전공하기를 원했고, 자신이 가진 재주를 가지고 최선을 다해 밤 12시가 넘도록까지 나를 위해 일해 주었다. 우리가 키우는 유산균을 잘 만들어 우리 회사가 유명하게 되기를 순수한 마음으로 빌어주던 그는 지금도 생각나는 기분 좋은 사람이다. 그런데 어느 때부턴가 본인 나름대로 이 시골 동네는 자신이 살 곳이 아니라는 판단을 하게 되었는지, 아니면 이곳이 촌스러움을 면하기는 더욱 어려운 곳이라고 생각했는지 모르지만 그는 보스턴으로 학교를 옮겼다.

보스턴에는 여피(yuppies)족이 많다. 즉 젊고 잘난 전문 직장인들이 많고 스스로 미국 지성인의 대표라고 여긴다. 물론 보스턴은 부근에 있는 대학교 수가 58개도 넘는 교육의 도시로서 미국의 유명한 대학교들이 모여 있고, 온갖 학생들이 우글우글한 곳이니 지성인의 도시는 도시일 것이다. 아무튼 2년 정도 지난 후 어느 날 나를 찾아 촌 동네로 온 사람이 있었는데 그는 짧게 자른 밤송이 머리스타일에 기름을 바르고 고급 옷은 아니지만 금방 보아도 현재 유행하는 바지와 잠바를 입고 와서 세련된 말로 나에게 인사를 건네는 김미남이었다. 아니 이이가 김미남이라니! 한참 대화하다 보니 더 더욱 이 사람이 옛날 김미남이 맞나 하며 입이 벌어지고 말았다. 아! 이 놀라운 변신이여! 성형을 하지 않고도 그는 미남으로 변해 있었다. 세련되고 재미있는 화술에 장식용 검정 안경을 쓴 그는 모습에서도 최상의 지성을 갖춘 듯한 멋쟁이가 되어 나를 찾아왔던 것이다.

유산균은 이처럼 극적으로 변할 수가 없다. 아주 단순한 삶이 그들의 몫이다. 얼굴을 바꿀 수도 없고 옷을 바꿀 수도 없다. 인디애나 주에 사는 아미쉬 사람들은 아직도 단순한 생활을 하는데 목수와 농사꾼의 직업이 대부분인 그들은 즐겁게 모여 식사하고 열심히 일하고 본인이 가지고 있는 것에 만족하며 전기며 문화 혜택에도 관심 없는 듯 마차를 타고 산다. 아주 단순한 삶이어서 그들을 보면 부러울 때도 있었는데 나의 유산균은 이런 아미쉬 사람들처럼 단순한 삶을 사는 것이다.

사실 우리는 성형을 하지 않더라도 김미남 씨처럼 미남이 될 수 있다. 2년 만의 놀라운 변신을 위해 그는 얼마나 많은 노력을 했을까 생각해 본다. 자신이 가졌던 연약함을 극복하기 위한 노력, 이름만 미남이 아니요 주위에서 볼 때도 실제 미남이도록 변화시킨 그에게 찬사를 보낸다. 그러나 나를 더 흐뭇하게 하고 즐거움을 준 것은 옛날의 촌스러웠던 김미남이었으니 내 감정도 이상하기만 하다. 새롭게 남에게 즐거움을 안겨 주었던 "아줌마쭈쭈냉냉" 이라는 내 별명에 애착이 간다.

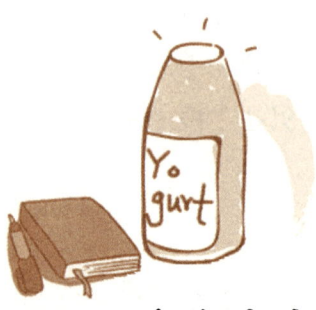

연약함이 주는 풍요

　　미국의 고속도로에서 운전하다가 잠깐 실수로 벼랑길로 떨어진 적이 있다. 180도를 돌아 바퀴가 공중에 달랑달랑거리며 아슬아슬하게 적당히 작은 나무에 걸려 겨우 목숨을 구하는 교통사고였지만 다행히 어디 하나 다치지 않았다. 마침 그 때 동행했던 선배가 있었는데 그 형수님께 나중에 된통 야단을 맞았다. 자기를 생과부 만들려고 부주의한 운전을 했다는 게 나의 죄목이었다. 어느 시대의 어떤 나라처럼 형님이 돌아가시면 동생이 형수님을 대신 책임져 아내로 거느릴 수도 없는 상황이니 만일 무슨 일이 있었으면 정말, 생각만 해도 아찔한 일이다. 울면서 나를 꾸짖던 형수님을 보면서 남편 사랑하는 그 마음을 읽을 수가 있었다. 죄송하기도 했지만 이 일로 선배네 부부가 더 다정해져서 다행스러웠다. 차를 다시 고치는 값이 새 차 사는 만큼 들었지만 어쨌건 기적적으로 다치지 아니하였으니 나에게 불행한 일은 쉽게 일어나지 않겠구나 하는 마음이 그 때부터 은근히 자리 잡았는지 모른다.

회사를 세우고 초창기에는 누구나 그렇겠지만 힘든 일이 많았다. 공장을 세우고 유산균의 대량 생산을 처음 시작하던 무렵 발효조에 나의 유산균을 접종하고 나면 24시간 직원이 있는 대신 내가 밤 11나 12시경에 다시 공장에 나가 두어 시간 동안 유산균이 잘 자라나 확인하곤 하였다. 그 날도 예전처럼 혼자서 작업하다가 두 눈에 강알칼리를 맞는 사고를 만나 공장 바닥에 쓰러지고 말았다. 어찌 내게 이런 일이!!!, 계속 꿈이겠지 하는 생각이 들었지만 현실로 내게 닥쳤던 일이었다. 다행히 기적적으로 나처럼 유산균을 사랑하는 직원이 1시경에 회사에 들렀다가 나를 발견하고 응급실로 뛰어갔지만 한쪽 눈은 각막이 다 녹아버렸고 또 다른 눈도 이미 강알칼리에 상처를 받아버린 후였다. 그 때 눈물로써 회복을 빌던 나의 가족과 친구들을 생각한다. 기적적으로 나의 눈은 회복되었지만 수술도 해야 했고 계속 약도 먹어야 하고 이젠 사용하는 약도 거의 바닥이 나 다른 수술을 해야 할 지경에 이르렀다. 완치가 불가능해 계속적인 관심이 필요한 상황이 힘들 때도 있지만 나에게 일어났던 기적과 나를 사랑하는 사람들을 다시 기억하는 기념비가 되기에 나쁘지만은 않았다.

나의 유산균들은 오늘도 힘차게 잘 자라주고 있다. 나의 모습을 보지는 못했을지언정 묵묵히 튼튼하게 잘 자라고 있다. 나의 헌신된 사랑을 그들도 아는 것 같아 그들이 고맙기도 하다. 마치 나와 감정이 교감되는 것도 같아 그들을 떠나 보내고 은퇴를 하는 날이 걱정되기도 한다.

내게 아픈 곳이 있거나 연약한 부분이 있을지라도 이러한 것들이 나의 삶을 더 풍요롭게도 할 수 있다는 사실을 나는 안다. 내가 무의식 중에도 아픈 곳을 놓고 기도할 때(나의 아픈 곳이 한 군데는 넘지만 한 군데 이상 아프지 않은 사람이 얼마나 있을까?) 이것을 몰래 훔쳐본 나의 딸아이가 내게 다가와 나도 아빠를 위해 기도했어요 하며 손을 잡아 줄 때 그 사랑하는 마음으로 인해 나는 행복하기만 했다. 잊어버릴 것 같아 한마디 덧붙이는데 이 사랑하는 마음을 주고 받는 것이 장수로 가는 삼각점의 하나가 된다는 것이다.

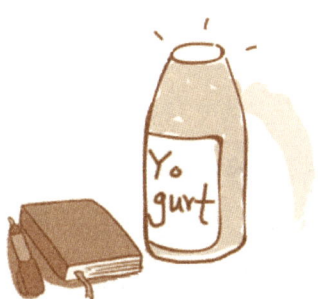

역경을 헤치며

학창 시절의 일이다. 여름에 팥빙수를 먹는 것도 시원하고 산들바람 살랑살랑 불 때 그 바람에 머리카락 날리며 산책하는 것도 시원하다. 어디 또 시원할 일이 없을까를 생각하다가 기숙사의 내 방 친구와 함께 머리를 며칠 안 감다가 영 근질근질하고 답답할 때 싹 시원하게 머리를 감아보자는 게임 아닌 게임을 했다. 그 때만 해도 장발이 유행되던 때고 나도 촘촘하게 숱이 많은 머리털을 자랑하던 터이어서 매일매일 머리를 감지 않으면 비듬이 생기는 형국이라 우리의 작전은 적중하였다. 삼 일도 지나기 전에 머리 감고 싶은 마음이 굴뚝 같았는데 하루를 더 참고 머리를 감았더니, 아 그 시원함이란! 세상을 살아갈 때 인내함으로 얻어지는 기쁨이 크다는 진리를 이 일로도 알았다면 너무 과장된 표현이 될까?

그러나 우리는 또 다른 측면의 진리를 안다. 지금이야 매일 샤워를 안 하면 죽겠지만 한 달에 한번 목욕탕에 갔던 시절을 기억한다. 케냐에서 살다가 우리를 방문한 집사람의 친구는 샤워나 목욕하는 것을 귀찮아 했다. 이런 것 안해도 불편함이 하나도 없다는 것이다. 환경에 적응할 수 있는 우리의 능력은 다른 예를 들지 않더라도 엄청나다. 사실 우리의 이 타고난 적응 능력을 믿고 말도 통하지 않고 문화도 다른 지역에 용감히 나갈 수 있는 것이 아니겠는가! 우리의 꿈과 비전을 이루기 위해서 말이다.

유산균을 키울 때 항상 좋은 음식만을 주는 것은 아니다. 힘든 환경을 일부러 만들어 주고 그 과정을 거치게 해 그 눈보라치는 험한 과정을 겪으며 자생하는 능력을 발휘할 수 있도록 한다. 역경이 그들의 본능적인 숨은 잠재력을 깨우는 것이다. 어떤 때는 마음이 아프지만 배고픈 상태로 놔두었다가 그 다음에 그들이 유산 생성 능력을 최대로 보이기를 원할 때 먹이를 넣어 주기도 한다. 훨씬 더 빠른 속도로 열심히 음식을 먹고 내가 원하는 유산을 풍성히 만들어 내는 그들의 모습을 통해 나의 배부른 상황에 만족해 계속 열심히 해야 할 본직을 게을리하는 실수를 범하지 말아야겠다는 생각도 해본다.

역경을 통과하는 그 과정은 힘들고 고생스럽지만 지나고 나면 내가 이런 일도 다 거쳐내고 이렇게 살아 숨 쉬고 있구나 하는 마음에 감사와 더불어 자신감도 생기기 마련이다.

두 시간이면 갈 수 있는 시카고행을 눈이 오는 날 겁도 없이 송년회에 간다고 출발했다. 반도 못 가고 7시간 걸려 겨우 집으로 돌아온 적이 있다. 출발할 때는 몰랐는데 돌아오면서 보니 길가에 엎어진 차가 부지기수였으니 얼마나 무모한 길을 나섰던고! 하지만 이 일로 해서 배운 것 또한 얼마나 많았던가! 거기에 추가로 눈 속에서 운전하는 자신감까지도 얻었다. 그 노하우는 눈 많은 동네에 살 때만이 아니라 지금 살고 있는 나성이라는, 눈이 없는 곳에서 겨울을 지내는 방 안에도 적용되는 것이니 확실히 배운 것이 있다고 생각한다.

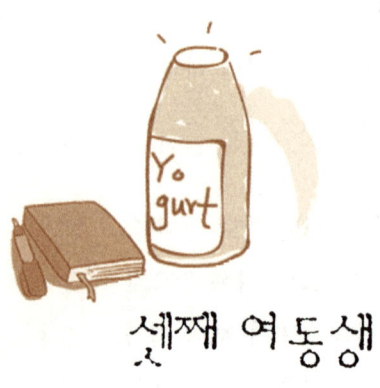

셋째 여동생

　　나는 7남매 중 장남으로 태어나 네 명의 여동생을 두었다. 고등학교 졸업 후 집을 떠나 외지에서 공부하였고 군대 생활, 미국행으로 인하여 결혼 이후 여동생들과 가까이 지내지 못했다. 어느 가정이나 그랬겠지만 여러 자식들 중에서 장남이라서 가질 수 있는 권리가 많았던 어린 시절을 기억한다. 겨울에는 구공탄 불에 동생들 시켜 고구마 구워 먹었고 이런저런 심부름을 많이 시켰다. 그중에 만화 심부름도 시켰는데 우리 형제들 모두가 만화를 좋아해 이 심부름만은 그래도 동생들이 신나게 해준 것이 생각난다. 함께 여러 종류의 만화를 신이 나서 섭렵했는데 나의 셋째 동생은 공주가 나오는 만화를 좋아했고, 만화 속에 나오는 예쁜

요정 같은 공주들을 만화 작가보다 더 예쁘게 그리곤 해서 아주 자랑스러웠다. 또한 이 동생은 남편이 미국에 와 공부할 때와 또 교환 교수로 미국에 나와 살 때 만나곤 해서 그래도 다른 동생들보다 접하는 기회가 많았다.

이 셋째 동생은 대학 시절부터 신장이 나빠서 이뇨제를 한 주먹씩 먹어야만 하는 어려움을 겪었으며 나중에는 몸의 기능이 더 나빠져 혼자 걸을 수도 없는 몸이 되고 말았다. 패션 모델은 무척 말라야 한다고 들었는데 나의 동생은 왕패션 모델로 세계 금메달을 딸 만큼 말랐고, 약과 보살핌이 없으면 하루를 살 수 없는 상황이었으며 병원에 입원한 것도 그 수를 셀 수가 없었다. 허나 이런 어려운 상황에도 그녀의 그림 그리는 열정은 대단했고, 기어다니면서도 남편의 음식을 마련하는 정성을 가진 잉꼬 부부였다.

20대에 아픈 몸이었던 동생을 미국에서 만났고, 30대에도 마찬가지로 아픈 몸을 가진 동생을 미국에서 다시 만났고, 또 다시 40대에도 볼 수 있었다. 그러나 지난번의 만남이 마지막이 되었다. 40대 초반의 생을 샌프란시스코에서 마감하고 만 것이다.

나의 셋째 동생은 나이로 보면 너무 일찍 세상을 떴지만 그의 건강 상태를 분석하면 놀라울 정도로 오랜 삶을 유지했다. 하루하루를 살아 낸 것이 기적 같은 일생을 보낸 동생은 7종류의 야채를 녹즙기로 갈아 하루도 거르지 않고 마셨는데 이 야채 주스가 깨진 효소 불균형을 교정해 주고 독을 제거하는 일도 해냈다고 생각한다. 또한 요구르트에 밀눈가루를 넣어 먹곤 하였는데 준비하여 먹는 정성이 눈물겨울 정도였다. 매일 일과를 시작하는 것이 싱싱한 야채를 구해서 씻고 또 씻어 말린 후 정성스럽게 녹즙기에 가는 것이었고 그 즙을 마신 다음 식사를 하였는데 준비하는 시간이 두 시간도 넘는 과정이었다.

나의 셋째 동생은 장수의 축복을 누리지 못하고 먼저 갔다. 손가락을 깨물면 어느 것 하나 안 아픈 것이 없다는 부모의 사랑도 저버린 채 우리 어머니의 마음을 아프게 하고 떠나갔지만, 그리고 정성을 다해 아내를 치유하며 학교와 아내밖에 몰랐던 남편을 두고 떠나고 말았지만, 열심히 살아 갔던 동생의 모습으로 인해 사랑의 위대함, 의지의 위대함을 다시 한 번 깨닫게 된다.

동생은 남편이 영국에 교환 교수로 갔을 때 이웃의 한 노부부를 만나 사귀었는데 항상 남편 등에 업혀 밖을 나가는 내 동생을 보고 동생 부부를 양녀, 양자로 삼았고 함께 시간을 보냈다고 한다. 그들은 동생 부부를 보면서 별 것도 아닌 것 가지고 서로 다투며 살았던 자신들을 부끄러워하고 다시 상대방을 이해하는 마음을 가지게 되었다고 했다. 무엇보다도 그들이 가진 건강이 얼마나 큰 행복인가를 느꼈을 것이다. 그들은 힘든 상황에서도 굽히지 않고 삶에 대한 애정을 가지고 부지런히 살았던 내 동생 부부의 모습을 보면서 동생 부부와의 교제를 감사해 했다.

그러고 보니 내 동생은 장수의 복을 누리지 못하고 일찍 이 땅을 떠났지만 여러 사람들에게 아름다운 이야기를 남기고, 좋은 영향을 주고 갔다. 셋째 동생을 생각할 때마다 마음이 아려오는 아쉬움이 있지만 그 아쉬움 위로 떠오르는 맑은 미소가 있는 것은 바로 그 이유에서이리라.

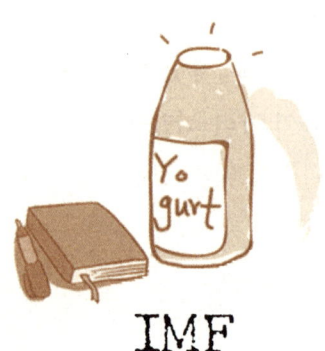

IMF

　회사 창립 후 한국에 주로 유산균 종균을 공급했는데 한국의 IMF 시련으로 다음 해에는 주문량이 반으로 줄어들었다. 왜 이런 일을 대비하여 시장 다변화를 안 했던고 하며 후회했지만 이미 내 능력 밖의 상황이었다. 이제라도 미국 내 고객들을 찾아봐야지 하며 이쪽저쪽으로 뛰기 시작했는데 뛰느라고 땀만 났지 주문이 갑자기 들어올 수는 없었다. 주문이 줄어드니 생산직 직원은 마음 아프지만 줄여야 했고 이제 살림하는 정규 직원도 더 줄여야 하는데 이 일을 어떻게 하나 하는 고민 속에 빠진 것이다. 어차피 미국에 가방 하나 들고 왔는데 무얼 그렇게 욕심 내나 하는 생각을 하며 상황에 늠름하게 대처하려는데 막상 한 달 살림을 회계해보면 가슴이 답답해지는 것이었다. 어렵사리 회사를 키워 이제 유산균 전문 생산회사로 키우는 기반을 다지려고 얼마 전에 공장도 새로 짓고 했는데 어려움이 닥치니 더 마음이 심란했다.

새 공장을 짓고 물이 빠지라고 웅덩이를 만들어 둔 곳을 보고 있는데 첫해는 비가 와도 물이 잘 빠지더니 이제는 물이 꽤나 차 있었다. 처음 웅덩이 속의 땅은 모래가 많은 성분이었는데 시간이 지남에 따라 진흙이 흘러 들어와 바닥을 막아 버린다는 것을 그 때 알았다. 그래 제 기능을 잘 하게 하려면 바닥을 때에 따라 긁어 주어야겠구나 하는 생각을 하게 되었다. 마찬가지로 굳어진 나의 마음을 회복하자. 옛날의 기억들을 다시 회상해 보자 하는 마음이 드니 그동안 생각하지 못했던 많은 일들이 생각났다.

나는 유산균 생산공장에서 사고로 눈을 잃어버릴 뻔했다. 기적적으로 밤 1시에 계획에도 없던 직원이, 천사처럼 나타나 나를 응급실로 데려갔던 일을 기억해 냈다. 그 얼마 전에는 길에서 미끄러져 나간 내 차가 씽씽 달리는 출근길의 한복판으로 뛰어들어 이제 나의 수명이 여기서 끝나는구나 생각하며 이럴 줄 알고 얼마 전에 가족을 위해 생명모험을 들었음을 감사하기도 했다. 그런데 나는 아직 살아 있지 않은가? 나는 지금 보너스 인생을 살고 있는 것이다!!

나는 나의 어려움을 다시 돌아보기를 좋아한다. 즐거웠던 기억보다도 힘들었던 일들의 기억이 훨씬 확실하게 자리를 잡고 있어서인지도 모르겠지만 힘들었던 시절의 기억이 더 남는다. 어려움이 있을 때 꼬꾸러질 수도 있지만 스프링처럼 회복할 수도 있다는 생각으로 어려움을 다스려 왔던 지난 날을 다시 생각해 보는 것이다. 그러나 이러한 나의 노력도 통하지 않을 때, 나는 기적의 힘에 의지한다. 내가 알 수 없는 곳에서의 도움도 내게 내려질 수 있는 것이다.

지금 나는 보너스 인생을 살고 있는 것을 다시 기억해 내고 보너스를 받는 것 자체에 감사하니, 어려움이 어려움으로 계속 남아 있질 못한다. 굳어진 나의 마음을 깨니 어려운 때인데도 유산균을 계속 열심히 키우고 회사를 발전시켜야겠다는 희망을 가지게 되었다.

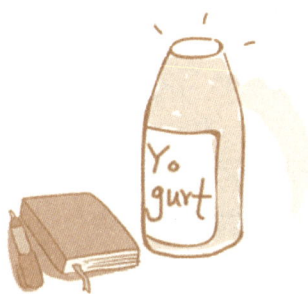

한국 사람 요요마

  고등학교 다닐 때 현악기 하나를 켜고 싶었는데 대학 갈 공부도 해야 하고 사정이 여의치 않아 꿈을 이루지 못했다. 대학에 들어가 작정하고 현악기를 한 번 해보겠다고 의지를 보여 결국에는 첼로를 갖게 되었다. 첫눈에 반한 것은 아니지만 현을 그으면 그을수록 각 현에서 나오는 소리에 빠져들어 갔으니 천생연분을 너무 늦게 만난 것 같았다. 그러나 늦은 나이에 시작을 해서인지 손이 제대로 돌아가지 않았다. 그래도 열정은 있어서 미국에 온 후에 다시 첼로를 시작했는데 시골 마을의 오케스트라에 들어가게 되었고 첼로 부문의 맨 뒷자리에 끼어 앉는 영광을 가지게 되었다. 이것은 실력 때문이 아니라 현 하나만을 켜면서도 하루를 보낼 수 있다는 나의 열정을 가상히 본 지휘자가 순전히 대통령이 죄인을 특사하는 것처럼 특채해 준 것이었다.

나의 유산균에 대한 열정도 첼로에 떨어지지 않는다. 나는 유산균을 어떻게 하면 오랫동안 살게 할까에 관심이 많았는데 동결 건조한 분말 형태가 제일 좋다는 것을 알았다. 1990년대에 집중적으로 유산균을 동결 건조하는 방법을 연구했는데 이제는 여기에 만족을 못하고 어떻게 하면 다른 조건에서도 그들의 수명을 연장해 볼까 하는 생각이 많다. 우리 인간의 수명 연장이 아니라 유산균의 수명 연장에도 관심이 있는 사람이 있으니 유산균은 행복해야만 하리라.

적당히 굵은 D와 G선은 나를 안정세로 인도하고 차분하게 해 준다. 제일 날카로운 A선은 그 도를 절대 넘지 않아 맑고 낭랑한 남자의 톤을 한껏 나타내 준다. 나는 재주가 없어서 화음 하나만을 만들고 그 소리를 듣고서도 흐뭇해 하지만 만일 요요마(Yo-Yo-Ma)가 직접 연주하는 소리를 들으면 나는 꼴깍 넘어갈 것이다. 나는 직접 그의 연주를 들을 기회가 많지 않지만 녹음된 곡을 많이 듣는다. 그러나 막 만든 두부의 맛을 좋아하듯이 생음악 소리를 나는 좋아한다. 내가 직접 생소리를 낼 수 있어서 나는 실력과 상관없이 활을 그어대는 것이다. 아직도 나는 첼로에의 열정이 있기에 장수할 수 있는 한 요소를 가지고 있다고 생각한다.

나 한국 사람 김형수는 요요마처럼 첼로 하는 사람으로 알려지지 못했지만 유산균이나 요구르트의 대부가 되고 싶은 마음이 아직도 있으니 아직도 더위에 땀 흘리고 추위에 떨고 있을 나의 유산균들이 장수에의 희망을 버리지 않기를 바랄 뿐이다.

얼마간 우리 유산균들 때문에 첼로에 손을 못 대었는데 재주가 없는 사람이라 손이 더 굳고 말았다. 이제라도 나에게 삶의 다른 경지를 가르쳐 줄 첼로 사부님을 찾고 싶으니 배움에는 만학의 부끄러움이 있을 수 없느니라 하는 말로 용기를 내야겠다.

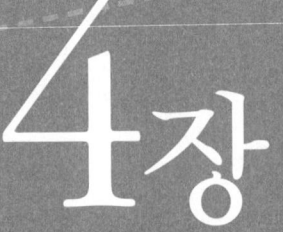

유산균은 어디에 | 유산 | 내 사랑 영자와 봉순 | 맛과 향 | 장- 미생물의 섞어 집 | 피부미용사 | 대머리와 난쟁이 | 돕는 친구 | 위대한 사람 | 경찰 유산균 | 간 큰 사람 | 대장암 | 인 엔 아웃(In N Out) | 미수의 아버님

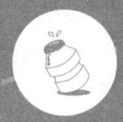

내 사랑 유산균

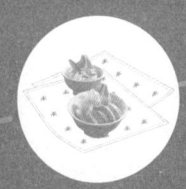

1장. 유산균과 장수

2장. 나의 꿈 유산균

3장. 가장 중요한 한 마리

4장. 내 사랑 유산균

5장. 로즈마리 치킨

6장. '더 장수' 하십시오

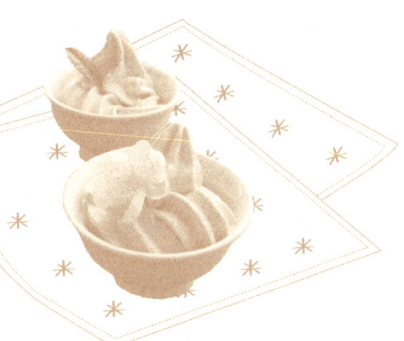

유산균은 어디에

　　　　회사를 처음 시작했을 때 어찌나 바쁘고 피곤했던지 언제 휴가 한 번 갔으면 갔으면 하고 지냈다. 특히 겨울에는 하와이의 해변이나 플로리다의 디즈니 월드도 생각해 보았다. 천국에나 있을 아름다운 섬들이 있는 하와이에서 세상 일 다 잊고 푹 쉬고 싶었는데 그것도 다 제끼고 막상 플로리다라도 갈까 결정하려니 이것도 만만치 않았다. 일정 잡고 표 사고 호텔 정하고 차 빌리고, 아이고 골치야, 휴가 계획 자체가 하나의 골칫덩이다. 이것도 포기해야 하나 하며 지내던 어느 날 그 날도 피곤한 몸으로 아침 강가를 지나는데 불쑥 안개 낀 강가의 경치가 눈에 들어왔다. 야! 여기 경치 좋네! 하는 마음에 차를 세우고 그 안개 낀 강에 여유롭게 흐르는 물, 그리고 고요함에 생명력이 어우러진 강가의 숲을 보면서 그 평안함과 신비함 속에 빠져들었다. 그러는 동안 나의 온갖 뭉쳤던 피곤함이 다 풀어지는 것을 느꼈다. 아! 나의 안정을 찾아주는 곳이 가까이에도, 또한 도처에도 있는 것이구나! 눈앞에 펼쳐진 매일 볼 수 있는 좋은 경치를 못 본 것은 순전히 나의 잘못이었다. 휴가 비용 3,000~4,000달러를 벌뿐더러 안정을 취하는 길이 내가 눈을 돌려 찾으면 도처에 있음을 깨달아 이 일로 흥분하며 기뻐했었다.

유산균은 어디에 있는가? 유산균은 우리 주위의 도처에 있다. 우리의 피부에도 있고 식물, 동물 어느 곳에나 있다. 우리의 몸 속 은밀한 곳에도, 장 속에도 존재한다. 그러나 으레 좋은 것들이 그렇듯이 좋은 유산균의 수가 나쁜 균보다 적게 존재하는 것이 보통이다. 그래서 우리는 유산균이 강화된 식품을 먹음으로써 유산균의 수를 보충해야 할 필요가 있다. 이런 식품을 흔히 유산균 발효 식품이라고 말한다.

서양은 육류 중심의 식생활 문화이고 동양은 야채 중심의 식생활 문화이다. 이러한 식생활 문화로 인해 서양에서는 소에서 나온 우유에 유산균을 접종하여 치즈와 요구르트를 발효 제품으로 만들고, 동양 특히 한국에서는 유산균으로 야채를 발효하여 겨울을 나는 식품으로 김치를 만들고 있다. 물론 독일에서 유래한 사우어크라우트라고 양배추를 발효시켜 만드는 식물성 식품이 있지만 이는 발효 후 열 처리를 하기 때문에 살아 있는 유산균이 있는 김치와는 다르다.

발효 제품으로 둘 다 유산균이 있지만 서양의 치즈, 요구르트는 락토코쿠스 서모필러스, 락토바실루스 불가리쿠스, 락토코쿠스 크레모리스, 락토코쿠스 락티스(S. thermophilus, L. bulgaricus, L. cremoris, L. lactis) 등의 균들이 주종을 이루고 한국의 김치는 락토바실루스 프란타룸, 루코노스톡, 페디오코쿠스(L. plantarum, Leuconostoc, Pediococci) 등이 관여된다. 이런 전문적인 용어는 잊으셔야 된다. 아니면 괜히 이 책 읽는 것이 힘들어지기 때문이다.

요약하면, 요구르트의 유산균은 동물성 원료에서 잘 자라는 유산 균주들이고, 김치는 식물성 원료에서 잘 자라는 유산 균주들인 것이다. 요구르트의 유산균은 전반적으로 단백질을 바꾸는 능력이 좋은 유산균이 들었다고 볼 수 있으나 둘 다 유산균이 가지는 일반적인 능력들을 다 가졌다고 말할 수 있겠다. 이런 측면에서 보면 한국의 김치는 요구르트가 세계에 퍼져 사랑을 받듯이 세계에 널리 알려질 만한 좋은 건강 식품이 될 수 있을 것이다.

동양에는 대표적인 유산균 발효 식품으로 김치가 있지만 요구르트와 치즈는 사실 전 세계에 발효 식품으로 널리 알려져 왔다. 각 나라에서 제각기 다른 이름으로 불려지지만 그 내용은 똑같이 유산균 발효 식품이라는 것이다. 한 예로 치즈의 종류만 해도 크게 가닥을 잡아 수분 함량을 기준으로 딱딱한 치즈부터 묽은 밥 같은 치즈까지 수십 가지가 넘는다. 물론 각 지역마다 고유의 특이한 치즈가 있음은 물론이다. 쉽게 말하면 소와 양, 염소가 있는 곳에는 치즈와 요구르트가 당연히 존재한다.

이외에도 유산균은 빵을 만들 때도 시큼한 맛을 내면서 입맛을 당기는 '사우어 도우'라는 미국의 샌프란시스코 지역에서 유래된 빵 제조에 사용되고 있다. 특히 요즈음에는 일반적인 식품이 아닌 건강 보조 식품이나 제약의 원료로 사용되어 건강 향상을 위한 제품으로도 새로운 영역을 넓혀 나가고 있다.

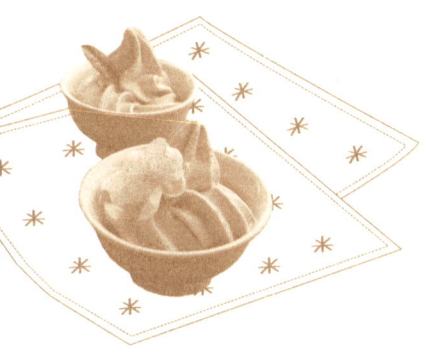

유산

유산을 상속 받는 것은 부모님께 감사해야 할 일이다. 사실은 재물의 유산보다 정신적 유산을 더 소중히 하는 사회 풍토가 되면 얼마나 좋을까 하고 생각해 본다. 어쨌건 유산을 상속 받는 것은 좋은 일이지만 오늘 말하고자 하는 유산은 부모로부터 상속 받는 유산이 아니고, 유산균이 만들어 내는 시큼한 맛을 내는 유산(乳酸)이다.

유산을 만들어 내는 것이 항상 좋은 것은 아니다. 또한 유산을 만들어 내는 균들이 다 좋은 것도 아니다. 사실 대장균(E. coli)도 유산을 만들어 내지만 이 균은 나쁜 놈에 속한다. 우리를 병들게 하는 것이다. 유산을 만드는 스트렙토코크스 뮤탄스라는 녀석은 산을 만들어 치아의 충치를 유발하는 문제를 가지고 있다. 이 스트렙토코크스도 엔 그룹(N group)에 속한 것들은 락토코크스라는 새로운 이름을 부여받은 좋은 유산균으로 규정하는데 이들도 우리가 원하는 데서 자라지 않으면 문제가 된다. 요즈음 대체 연료의 일환으로 옥수수 전분을 가지고 알코올을 만들어 자동차 연료를 대신한다. 이 알코올을 만드는 과정에서 진균류에 속하는 사카로마이세스라는 효모가 발효하여 알코올을 만들어 주는데 이 발효 중에 유산균이 자라면 알코올 생성이 줄고 원치 않는 유산이 생겨나게 된다. 원치 않는 공정에 유산균이 참여하면 반갑지 않은 손님이 되는 것이니 이 때는 유산균이 자라는 것을 억제하고 효모가 잘 자라도록 유산균 저해 물질을 사용하기도 한다.

그렇다!
내가 잘하는 것도 있지만 내가 나서지 않으면 더 잘 될 텐데 내가 빠지면 안 되는 줄로 착각해 일을 덜 효과적으로 만드는 경우가 있는지 생각해 본다. 물론 있을 텐데 스스로 깨닫지 못하고 결과를 보고서야 뉘우치곤 한다. 미리 조정해주는 사람이나 시스템이 있으면 제발 나서지 말아 주었으면 하는 "참여 사례"를 알아채고 미리 빠질 수 있을 텐데 말이다.

또한 초대 받은 자리에서 어느 자리에 앉아야 할지 모르면 말석에 앉는 것이 안전하다. 내가 그 자리에 앉는 것이 합당하지 않다고 생각한다면 주최 측에서 나를 다시 모시어 다른 자리에 옮길 것이고, 그 자리가 합당하다고 생각하면 자리를 내놓으라는 창피를 안 당한다는 지혜의 성경 말씀이 생각 난다.

    유산은 우리 인체의 신진 대사에 관계되는 물질일 뿐 아니라 구연산과 함께 식품의 신맛을 내는 원료로 많이 사용되고 있다. 맛뿐만이 아니라 잡균, 나쁜 균이 자라는 것을 막는다는 것은 이미 여러분도 잘 아는 사실이다. 또한 이 유산을 저렴한 가격으로 많이 생산한다면 우리의 삶에 도움을 주는 중요한 원료 노릇을 잘 할 수 있다. 수술할 때 쓰는 실을 이 유산으로 만들면 자연 분해됨으로 인해 수술 후 실을 빼러 다시 병원을 들락거릴 필요가 없다. 이 자연 분해되는 원료로 비닐 봉지 대신 쓰레기 봉지를 만들면 플라스틱이 주는 엄청난 자연 공해를 줄이는 중대한 자연보호의 역할을 감당할 것이다. 유산은 역시 인류에게 도움을 주는 원료이고, 이 유산을 만드는 유산균은 잘만 사용하면 효자 노릇을 톡톡히 할 것임이 확실하다.

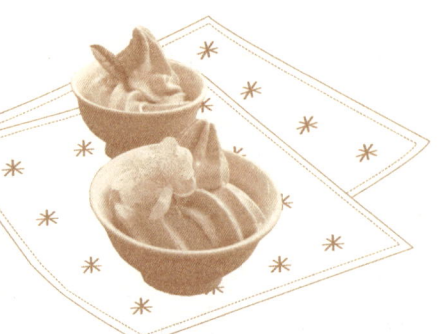

내 사랑 영자와 봉순이

나는 유산균을 좋아한다. 한 마리의 유산균을 키워 한 스푼 정도에 100억 마리 정도 되면 현미경으로 볼 때 우글우글하여 보기 좋다. 먹이를 잘 먹이면 아주 신나게 자란다. 유산균은 이분법으로 자라는데 한 마리가 두 마리로 되는 데는 40-50분이 걸린다. 한 예로 김영자 유산균은(복잡한 서양의 유산균 이름보다 친근감 있는 이런 이름으로 부르는 것이 나는 더 좋다) 다 크는 데 6시간 걸리지만 조건과 먹이를 잘 조절해 주면 20시간 이상도 거인이 되는 것처럼 계속 자란다. 건강하게 잘 자라주면 내 아이들 키우는 재미보다 덜하지 않다. 박봉순 유산균은 키우려면 아주 까다로워 힘들고 시간이 이틀 이상 걸리지만 봉순이가 원하는 바를 잘 준비해주면 10

시간에도 짠하고 잘 자라준다. 환경이 열악하면 아프리카의 굶은 아이들처럼 생김새가 불쌍하지만 '네게 필요한 것이 무엇이냐? 미안하다. 다시 키워줄 테니 건강하고 씩씩하게 잘 자라다오' 라고 하며 다시 정성을 기울이면 건강한 모습으로 변하는 것이 얼마나 사랑스러운지 모른다.

나는 자녀를 키울 때 정성을 들여 그들을 건강하게 키우고 있는가? 말이 통하지 않는 균들의 모습을 보고서도 그들의 필요를 아는데 함께 살며 서로 의사소통이 가능한 나의 자녀들에게 그들의 몸과 마음이 건강하게 잘 자랄 수 있도록 어느 만큼 보살펴 주고 있는지 다시 생각해 본다.

우선 몸의 건강을 유지하려면 균형 잡힌 음식을 섭취해야 한다. 너무 탄수화물이 많은 음식만 먹어도 곤란하고 단백질도 잘못 골라 먹으면 엑스트라 지방도 함께 먹게 된다. 가장 맛이 좋은 소고기는 7% 정도의 지방이 섞여 있는 부위인데 이는 맛은 좋지만 많이 먹으면 좋을 것은 없다. 맛있다고 고기를 배가 부르도록 먹는 것은 바람직하지 못하다는 것이다. USRDA(미국 일일 권장량)에서 말하는, 하루에 우리가 섭취하면 좋다는 고기의 양은 30g이니 한두 점의 고기를 먹으면 충분하다. 편식하지 않고 골고루 음식을 먹는 것이 중요하며, 필요하면 비타민 등의 보조 식품도 먹는 것이 좋다는 것이다.

영자나 봉순이 같은 나의 유산균이 자랄 때 꼭 필요한 요소들이 있다. 한 예로 유산균 스스로 만들어 내지 못하는 어떤 종류의 아미노산(amino acid)이 있는데 이것이 없으면 자랄 수 없기 때문에 외부에서 공급해 주어야 한다. 우리 몸도 스스로는 만들어내지 못해 음식으로 공급을 받아야만 하는 아미노산이 있는 것과 마찬가지이다. 음식을 골고루 먹어야 하는 이유가 여기에 있다. 골고루 음식을 먹을 때 이러한 요소들을 거의 공급받게 되는 것이다. 탄수화물도 골고루 먹어야 하지만 너무 단맛을 찾아 생기는 불균형을 없애야 할 것이다. 우리의 몸은 유산균보다 더 복잡하여 유산균에게는 필요 없는 섬유질의 섭취도 필수적이다. 거듭 강조하건대, 균형 잡힌 식사를 하도록 하자는 것이다. 그러나 음식 조절 한 가지로 건강을 유지하는 것에는 한계가 있다는 사실은 자명한 일이다. 적당한 운동도 겸해야 한다. 그래서 '삼각산 상상봉에 비 오나 마나, 어린 가장 품안에 안기나 마나'를 흥얼거리며 일하셨던 나의 할머니가 또 떠오른다. 즐거운 마음으로 일하는 것, 그것은 장수를 위한 묘약일 뿐만 아니라 그 자체가 복되고 아름다운 일이다.

성경에서는 하나님이 주신 마음은 사랑, 능력 그리고 근신이라고 했는데 내 나름대로 이 말씀에 장수의 비결이 담겼다고 생각한다.

사랑하는 마음을 가지는 것이 정신 건강에 최고라고 하는데 나는 여기에 자기를 사랑하는 것도 포함된다고 생각한다. 자기 자신을 위하는 것이라고 볼썽사납다고 굳이 피하려고 할 필요는 없다는 것이다. 사실 자기를 천대하는 사람 곁에 있는 것은 몹시 괴롭고, 그런 사람을 돕는 일은 더욱 어렵다. 자기를 사랑하고 가꾸는 것도 우리가 먼저 해야 할 일이며, 나아가 자비의 마음으로 주위와 이웃을 돌보는 사랑이 있을 때 이는 생에 대한 사랑이 있는 것이다. 나는 할 수 있다는 자신감과 열정을 품고 세상을 살아가면 우리의 정신력이 늙어갈 틈이 없다.

또한 근신하는 마음이란 목적과 열정을 가지고 일을 추진할 때 필요한 끈질긴 인내와 전문가가 되려는 노력을 보이는 마음인데, 이러한 것들이 우리의 생을 건강하게 유지해준다. 생에 대한 바른 태도가 있을 때 음식, 운동, 마음의 아름다운 삼각점이 균형을 이루어 튼튼한 장수의 길로 우리를 안내할 것이다.

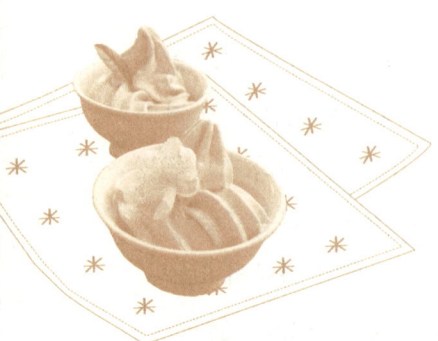

맛과 향

　나는 유산균을 좋아한다. 유산균은 인류의 건강 증진과 우리의 식생활 문화에 좋은 역할을 많이 하기 때문이다. 수천 년 동안 우리의 삶과 함께 해온 경찰관이자 요리사인 유산균은 고집스럽게 유산과 특별한 향을 만들어 왔다. 이 유산은 음식을 상하지 않게 보존시키고, 유산균은 우리의 입맛을 돋구는 맛과 향을 만들어 왔으니 얼마나 고마운 일인가!

　한국 사람들은 김치 맛을 잊어 버릴 수 없다. 알맞게 잘 익은 김치의 시원하고, 상큼하고, 담백한 맛을 무엇에 비유할 수 있을까? 오랫동안 함께 살아온 아내는 나를 보기만 해도, 내 눈빛만으로도 내가 원하는 바를 정확히 집어 낸다. 나의 몸짓 하나 움직이는 것으로도 내가 하려는 다음 행동을 집어 내고야 만다. 꼼짝없이 벌거벗은 모양으로 나의 나 됨을 그대로 보이고 있는 것이다. 쑥스러울 때도 있지만 나는 행복하다. 고쳐야만 하는 나의 나쁜 버릇(예를 들어 고개 빼고, 숙이고 다니는 자세)을 아직도 끈질기게 지적해 주는 아내가 지금도 고맙기만 하니 그는 나의 기가 막힌 동반자임에 틀림없다. 나의 잘난 것만 생각하는 것이 아니요 나의 연약함까지 보듬어 안고 사는 아내는 오늘도 머리털이 점점 없어지는 내 머리를 마사지해주며 내게 희망을 선사하고 있다. 머리 마사지를 받을 때의 흐뭇한 시원함을 아는가? 오랫동안 한국 음식을 못 먹다가 맛있게 익은 김치를 먹을 때 그 맛과 느낌은 아내가 나에게 선사하는 그 흐뭇한 시원함과 흡사하다. 사실 아내는 내 마음에 시원함을 선사하지만 김치는 나의 장(소화기관)의 시원함까지도 느끼게 한다. 이러한 맛의 즐거움을 선사하는 녀석이 누구인가? 우리는 유산균에게 감사해야 한다. 나의 나 됨을 다시 돌아보고 내게 동반자가 있다는 것을 일깨워주는 유산균에게 나는 다시 감사를 보내며 좋아한다.

그러고 보니 우리는 이 세상을 살아갈 때 감사해야 할 많은 제목들이 있을진대 이들을 간과해 버림으로 말미암아 진주 같은 행복의 순간들을 놓치고 있다. 회사 공장을 가동하고 얼마 안 되어 어려운 시절에 공장에서 유산균을 키우다가 사고를 만났었다. 앞에서도 말한 바와 같이 두 눈이 다 상한 상태에서 다른 방법이 없어서 항생제를 넣고서 자연 치유되기만을 바라고 있었다. 나는 그때서야 눈의 고마움과 중요성을 깨닫게 되었다. 내가 두 눈을 다 잃게 되면 우리 딸 결혼식에 지팡이를 짚고 가야 할 텐데 딸 데리고 들어갈 때는 딸에게 의지해서라도 눈물 흘리지 않고 신부 입장을 시킬 수 있을까? 하는 별별 상상을 다 해보았다. 우리의 육체 중 어느 것 하나 소홀히 여길 것이 없음은 자명한 일이다. 나의 건강도 감사해야 할 것이요, 이 건강을 잘 지키는 것도 중요한 일이다. 하물며 가정과 직장에서 하루하루 일어나는 일들 속에서 감사해야 할 것들을 집고 나갈 때 엑스트라의 행복을 어찌 맛보지 아니하랴!

김치로 서두를 꺼냈지만 서양에 치즈가 없었더라면 우리는 서양 사람을 규정할 중요한 문자를 잃어 버리고 만다. 꼬리꼬리하다는 치즈가 없으면 그들의 생이 얼마나 무미건조할까를 생각하니 이 치즈를 있게 한 유산균이 더욱 고마울 뿐이다.

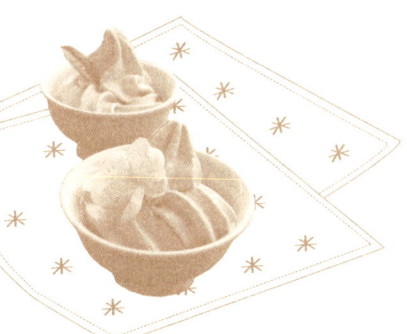

장 – 미생물의 섞어 집

　이 우주에 존재하는 창조된 모든 생물은 대체적으로 5가지로 구분된다. 이는 동물, 식물, 진균류, 원생생물 그리고 모네라인데 그중 곰팡이와 박테리아는 진균류와 모네라에 속하며 그 크기가 무지무지하게 작아 현미경으로 보아야만 보인다. 이 5가지 중 작은 녀석 2가지 즉, 곰팡이, 박테리아를 공부하는 사람은 미생물을 공부한다고 한다. 나는 미생물을 그것도 식품에 관계된 미생물을 공부했는데 주로 박테리아를 공부했기에 장수촌의 비밀을 박테리아 쪽으로 파헤치고자 하였던 메치니코프 박사의 연구에 관심이 많다.

이 박테리아는 어떤 놈인가? 쉽게 말하면 우리가 숨 쉬는 공기, 걸어 다니는 땅에는 미생물들이 득실득실하다. 좋은 녀석도 있고 나쁜 놈도 있다. 사람은 겪어보지 않으면 모른다고 하지만 박테리아는 간단한 테스트를 하여 그 반응을 보면 어느 정도 좋고 나쁜 놈임을 알기도 한다. 옛날에 맘모스 케이브 동굴에 관광차 갔는 데 동굴 속에는 균이 없고 온도가 일정하여 결핵을 치료하는데 좋을 것이라 믿고 환자를 이 동굴 속에서 살게 하다가 죽었다는 이야기를 들었다. 이것은 우리가 균에 대해 잘 알지 못해서 생긴 일이다. 결핵 균(박테리아임)은 동굴 속이라 하여 약화되지 않는다. 나쁜 균과 좋은 균을 잘 구분하고 그것들이 좋아하며 싫어하는 환경을 알아 대처하는 것도 중요한 것이다.

다른 각도로 보면 엄마의 자궁에서 나오자마자 우리의 아기들은 이 좋고 나쁜 미생물들과 접하기 시작한다. 우리의 위에서부터 소장, 대장까지 우리의 소화기 내에는 미생물들이 득시글득시글하니 우리는 이 미생물과 함께 사는 것이다. 서울의 인구가 얼마던가? 아니 한국 사람을 다 합한 숫자가 우리의 대장 내용물 1g에 들어 있는 박테리아의 숫자보다 적다. 이 세계 인구가 70억이던가? 이것도 대장의 1-2g에 붙어 있는 박테리아의 숫자만도 못하다. 이렇게 득시글득시글하게 많은 박테리아 중 어떤 녀석은 좋고 어떤 놈은 나쁜가?

분명한 것은 이 균들의 균형이 중요하다는 것이다. 법치국가에서 경찰력이 잘 운용되어 악당들이 꼼짝 못하듯이 좋은 균들의 지배가 우위를 이루면 건강하고 이것이 오래 사는 첫걸음이 된다.

장에는 400종 이상의 균들이 섞여 사는데 서로 공존하는 것들도 있고 서로 싸우는 놈들도 있고 경찰의 역할을 하는 녀석들도 있다. 우리가 살찌는 경우는, 어떤 한 종의 균들이 많아져 먹는 것이 더 빨리 살과 지방으로 변해 똥보를 만들기도 한다는 사실을 아는가? 이 반대의 경우도 우리는 당연히 생각할 수 있다. 어떤 경우는 변을 자주 보지 못해 고약한 놈들이 너무 자라 결국은 장암이라는 질병을 초래하는 물질을 생성하는 불상사가 일어나기도 한다.

너무 깊게 들어가지 않고 우리의 관심사인 유산균을 중점적으로 언급하여 유익한 균과 나쁜 균을 요약하면 다음과 같다. 한 마디로 이야기해 많은 균들 사이에서 경찰의 역할을 하는 균이 유산균이다.

좋은 균의 예

비피도박테리아: 장에 제일 먼저 정착되는 좋은 균이며 건강한 사람의 장일수록 이 균의 숫자가 많다. 아이 때는 그 때에 합당한 균인 비피도박테리움 인판티스(B. infantis)가 많고 나이가 들면 그 나이에 맞게 비피도박테리움 랑굼(B. longum)이 많다.

락토바실루스 아시도필러스: 대체적으로 연구가 많이 된 균으로서 잡균, 즉 나쁜 균들이 자라는 것을 억제하는 탁월한 효과가 있다.

나쁜 균의 예

대장균: 기본으로 장에 존재하나 우리의 건강 상태가 나빠지면 더 극성을 부릴 수가 있다.

병원균: 살모넬라, 쉬겔라, 스타필로코크스 등 독을 만들기도 하고 그 균 자체의 숫자가 많아지면 병을 일으키기도 한다. 구강을 통해 음식으로 몸에 들어오기도 쉽다.

우리 몸의 건강을 유지하려면 장의 균주들이 균형을 잘 이루어야 한다. 어떤 음식을 먹느냐에 따라 장에 살고 있는 균의 종류가 달라지는 것은 자명한 이치다. 필요에 따라 항생제를 먹게 되는데 이때 우리 장에 있는 균주들의 균형이 깨지는 것 또한 당연하다. 중요한 것은 경찰력의 마비로 폭동이 일어나는 사태가 생기지 않도록 유익한 균들의 보완이 필요하다는 것이다.

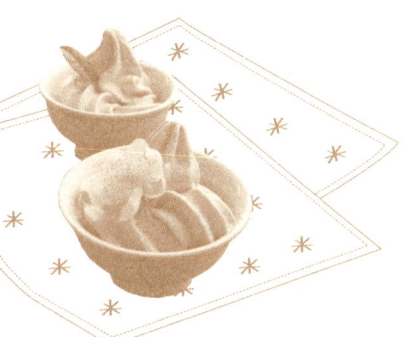

피부미용사

　요즈음 피부 관리는 여자 전용의 선을 넘어섰다. 얼굴에 칼을 대는 일에 대해서는 아예 명함을 안 내밀고 조용히 있더라도 부드러운 피부, 깨끗한 피부에 대한 관심은 남녀 모두의 지대한 관심사이니 나도 우리 유산균 이야기를 하며 피부 미용에 대해 한 마디 쓸 만하다. 특히 요즈음 시대는 열광적인 골프광들로 인해 햇빛으로부터의 피부 보호가 중요한 안건으로 등장하고 있으니 구릿빛의 건강한 피부 운운하며 건강을 자랑하는 것도 시대에 맞지 않는가 보다. 게다가 나이가 들면 검은 버섯처럼 점들이 생겨나니 늙어짐이 서글퍼져 화가 나기도 한다.

"밭갈이로 할까요 아니면 한 점당 20달러짜리로 할까요?"라는 질문에 많은 손님들은 밭갈이를 택하고 레이저 쟁기가 얼굴을 시원하게 갈 때 아픔을 참느라 신경을 곤두세우기도 하는 풍경을 레이저로 얼굴을 깎아 내는 곳에서 종종 볼 수 있다. 어쨌건 아직도 수많은 피부 미용 방법들이 우리의 일상생활에서 피부를 건강하게 유지하고 노화를 늦추기 위해 사용되고 있다.

피부 관리에 있어서 중요한 점은 피부가 상하지 않도록 보호하는 것인데 그러기 위하여 보습제를 사용하여 피부가 건조되지 않도록 주의하고 또한 피부에 직접 영양분을 공급하기도 한다. 이 영양분은 단백질 쪽에서 온 것이 된다. 지금도 사용하는 것으로 아는데 실크는 실이지만 누에가 만든 단백질로 구성되어 있고 이 피브로인이라는 단백질을 가수분해하면 펩타이드와 아라닌, 글라이신이라는 제일 작은 사이즈의 아미노산으로 바뀐다. 이 비단 아미노산은 피부에 흡수가 빠르고 수분에도 잘 부착되기 때문에 최상의 영양분으로 알려져 있어서 고급 화장품에서는 필수적으로 사용한다고 한다.

우리의 똑똑한 아주머니들은 목욕탕에서 목욕하실 때 요구르트를 몸과 얼굴에 바른다고 하는데 이는 과학을 몰라도 정답을 아시는 현명한 선택이다. 요구르트에는 펩타이드와 아미노산이 들어 있고 수분 보존능력을 가진 물질이 있어 피부 보호제로도 손색이 없다. 게다가 요구르트에 들어 있는 유산은 청결하게 피부를 씻어 주는 역할까지 하니 여드름 나는 사람에게 좋은 피부 화장품의 역할을 할 수 있다.

　진짜 피부 관리는 주름살을 제거하거나 숨기는 것이 아니다. 피부 자체가 싱싱하도록 관리해야 하는데 이는 몸의 건강 상태에 따라 색깔과 부드럽기와 탄력이 결정되는 것이므로 우리의 건강을 회복시키거나 혹은 향상시킴으로 진짜 피부 관리가 되는 것이다. 바르는 피부 관리 외에 먹어서 하는 피부 관리도 함께 수행해야 하는 귀찮음이 있으니 피부 관리도 쉬운 것은 아니다. 그러나 미에 대한 여자들의 염원은 강하고 강하니 이를 위한 별별 해괴망측하고 엽기적인 방법들에 비하면 피부 관리에 필요한 건강한 몸 가꾸기는 식은 죽 먹기겠다.

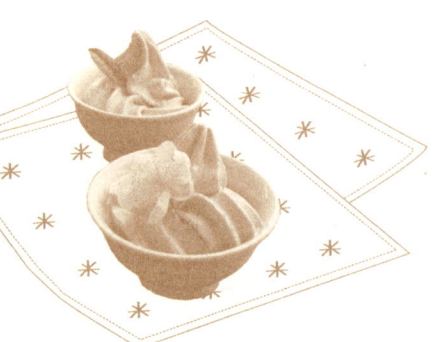

대머리와 난쟁이

　유산균의 종류에는 여러가지가 있는데 그 능력이 다 다르다. 어떤 유산균은 산도가 낮은 곳에서는 겨우 자라지만 어떤 유산균은 산도가 아주 낮아도 잘 자란다. 산도가 낮아도 잘 자라면서 소화를 돕는 효소를 생성하는 능력이 뛰어난 유산균은 산도가 낮은 위를 잘 통과하여 장까지 내려가 능력을 발휘할 수가 있다. 즉, 유산균이 생긴 것은 비슷하여 구분이 안 되지만 우리 생활에 기여하는 기여도는 기가 막히게 다를 수 있다. 물론 노력하는 정도가 다르기도 하겠지만 나는 죽었다가 100번 깨어나도 타이거 우즈만큼 골프 공을 잘 때리지 못한다. 나는 자질이 없어서 골프 선수가 되기는 틀린 것인데 이는 내 잘못이 아니라 내가 골프 공

잘 칠 수 있는 타고난 능력이 부족하다는 말이다. 그 대신 나는 타이거 우즈같이 능력이 좋은 유산균을 개발하는 데 기막힌 재미를 느끼고 있다.

최근에 어떤 분을 처음 만나기로 했는데 "어떻게 찾지요?" 하시길래 "저는 이마가 넓습니다" 했더니 대뜸 "대머리시군요" 한다. 아니 이마가 넓다고 했는데 대머리로까지 확대 해석을 하다니 이건 좀 너무 한 것 아냐! 하는 마음이 들었는데 대뜸 다음 말이 계속된다. "키는 크신가요?" "아닙니다. 170입니다"라고 엉겁결에 대답을 했더니 "아이구, 크시군요. 저는 난쟁이입니다"라고 서슴없이 대답하신다. 이 표현들이 갑자가 부담없이 들려서 좋은 만남을 가지게 되었는데 이 대머리나 난쟁이는 유전적인 요소에 많이 좌우되는 편이다.

최근에 흙에서 유전 인자를 찾아 낸다는 아이디어를 내어 관심을 불러일으킨 일이 있다. 유산균 같은 박테리아는 죽어도 그 유전적 요소는 죽은 자리인 흙 속에 남아 있어 수백 년이 지나도 이 유전 인자를 다시 찾아 박테리아에 집어넣을 수 있다는 것이다. 참 신기한 일이긴 한데, 이것이 도대체 우리에게 어떤 이익을 준다는 것인가?

녹말 가루를 당으로 알코올로 바꾸는 과정에 필수적으로 사용하는 박테리아가 만드는 효소 하나가 있는데 이는 산도가 높아야만 기능을 발휘한다. 그러나 현재 공정에서는 산도가 낮아야 좋으니 이 문제만 해결하면 생산성이 높아져 즉 옥수수를 알코올로 바꾸는 공정이 훨씬 수월해진다. 흙에서 찾아 낸 유전자를 박테리아에 넣으니 이 박테리아가 만드는 효소는 산도가 낮아도 기능을 잘 발휘했다. 즉 알코올 생산성을 쫙 높여 주는 것이다.

이 흙에서 찾아 내는 유전자를 우리 유산균에 집어넣어 신종 유산균을 만들고, 그 신종 유산균이 만들어 내는 물질이 대머리도 없애주고 키도 잘 자라게 해준다면 얼마나 좋을까!

하지만 타이거 우즈 같이는 못 되어도 내 대신 공 시원하게 잘 때리는 것을 보며, 그 시원하게 날아가는 골프 공을 TV로 보면서 즐거워하는 맛도 좋다. 나의 건강을 위하여, 나의 능력을 넘어서는 일들을 다른 사람들이 하는 것을 보는 즐거움이다.

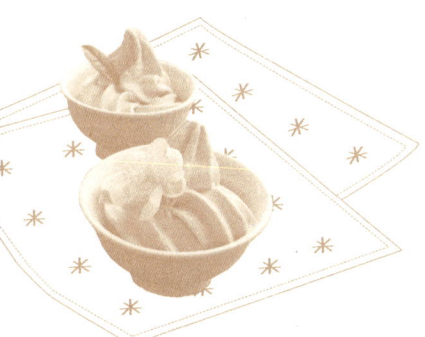

돕는 친구

유산균의 종류는 한국에 있는 성씨처럼 수없이 많다. 우리는 단독으로 균을 키우지만 실제 상황에서는 여러가지 균들이 함께 존재하고 함께 커나가는 것이다. 또한 단독으로 균을 키울 때 우리는 어떻게 하면 숫자가 많아지게 할까를 고민하는데 어떤 유산균은 아주 키우기가 힘들다. 김순이라는 균은 연약해 빠져서 아무리 조건을 좋게 해주어도 잘 자라지 못한다. 이 때 박철재라는 다른 유산균을 함께 넣어 주었더니 이게 웬일인가! 김순이가 무럭무럭 자라기 시작하는 것이다. 혼자서는 못 자라더니 박철재가 오니 잘 자라니 이는 무엇 때문인가! 김순이는 산소가 많이 있으면 이 산소가 문제가 되어 크지를 못하는데 박철재는 산소를 먹어치울 수 있는 능력이 있는 것이다. 그래서 박철재는 김순이의 숨통을 터 준 것이다. 이 때 박철재는 김순이에게 시너지 효과를 준 것이라고 말한다.

우리도 이 세상을 살아 갈 때 함께 살아 간다. 직장이란 공동체, 친척 관계, 심지어 조그마한 가족 공동체라는 곳에서 함께 숨 쉬며 산다. 서로 친한 사람들도 있지만 상종하기 싫은 사람들과도 어울려 지내야 하는 상황도 있겠다. 이러한 상황에서 나의 역할은 어떤 것일까? 나와 아내와의 사이에서, 나와 아들과의 관계에서, 나와 직장 동료와의 관계에서 나는 그들에게 도움이 되는 사람인가? 그들의 삶을 더 윤택하게 해 주는 박철재 같은 유산균이 되는가 말이다.

김순이를 잘 자라게 해준 박철재의 역할을 보고 시너지를 만들어 주는 좋은 관계를 알아 내었고, 이제는 박철재 같은 유산균을 이용하여 옛날에는 키우기 힘들었던 김순이를 잘 키움으로 말미암아 능력이 있는 프로바이오틱스 유산균을 생산하게 되었다. 남이 잘 되도록 도움 주는 일을 하는 그 아름다움이여! 혼자서는 할 수 없는 것을 협력함으로 더 큰 일을 이루어내는 그 기쁨이여! 긍정적이며 도움이 되는 삶의 좋은 친구들을 생각하게 된다.

얼마 전 나의 아들이 사귀는 사람이 없어 외로워하는 것 같아 좋은 처녀를 만났으면 하는 바람이 있었는데 마침 아시는 분이 좋은 처녀를 소개하고 싶어 했다. 그래서 둘이서 만나도록 했는데 둘이서 데이트를 막 시작할 때 안 사실은 여자 아이 가정도 우리처럼 미국으로 이민 왔는데 알고보니 아내의 가까운 친척집이었다. 이런 일은 드라마에서나 있을 일인데 미국에 30여 년을 살다보니 이런 일도 생기게 되었으니 이러한 경우는 애들이 말하는 "부모가 아무 도움이 안 되요"이다.

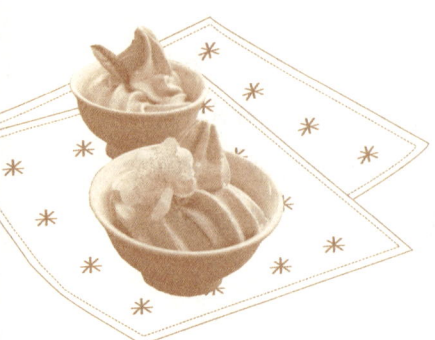

위대한 사람

군대 훈련 시절에 나와 함께 훈련받던 한 친구는 훈련 나갈 때 가슴에 플라스틱 병 하나를 더 담고 나갔다. 그 시절에 신통하게 잘 들어 사람들이 귀히 여겼던 '암포젤 엠' 이라는 위를 위한 약이었다. 덩치도 좋고 인물도 좋은데 어찌하여 평상시 위를 관리하지 못해 이 플라스틱 병을 신주 모시듯 모시고 다녀야 했던 고! 겁없이 일을 저지를 때 '간 큰 놈' 이라고 하지만 '위 큰 놈' 이라는 말은 못 들어 보았다. 위의 사이즈가 커서 '위대한 사람' 이 되면 위대한 일을 한 사람을 말하는 것도 되어 감히 '놈' 자는 못 붙이니 위가 큰 사람은 간이 큰 사람보다는 낫겠다. 또 위가 큰 사람은 혹시 위에 문제가 생겨서 좀 잘라내도 남은 면적이 많아 큰 문제가 없으니 장점이라는 생각도 해본다.

　내가 말하고자 하는 것은 사실 '큰 위의 유익'이 아니라 '위의 중요성'이다. 우리가 생명을 유지하려면 입을 통해 음식을 공급해 주어야 하는데 이 음식이 소화 흡수되는 일이 안 되면 일은 이미 끝난 것이다. 이 위에서는 산이 많이 분비되어 음식을 일차로 분해하는 일을 시작한다. 그런데 이 위산이 너무 많이 나오면 위산과다로 위벽까지 상처를 입기도 하며 상처난 벽에 위염을 일으킬 수 있는 헬리코박터라는 균이 자라기도 한다. 옛날 '암포젤엠'은 이미 나온 위산을 중화시키는 물질인데 지금은 약이 더 발달되어 위산의 생성을 조절하는 약이 나와 훨씬 치료가 편해졌다. 그러나 문제가 생기기 전에 무리하게 음식을 과식하지 말며 술로 인해 위벽에 손상을 입히지 말 것이며 규칙적으로 위가 활동할 수 있도록 식사를 하는 것이 위 건강의 기본이다.

　배리 마셜 박사는 위 속의 헬리코박터가 위염뿐만 아니라 위궤양, 또는 위암을 일으키는 원흉이 될지도 모른다는 것을 말하며 이 균과 위와의 관계를 밝혔는데 그는 이 업적으로 노벨상을 수상하였다. 이 헬리코박터라는 균은 위 속이 살기 힘든 산성 조건임에도 불구하고 그곳에서 자라며 위벽을 손상시킨다. 배리 마셜 박사는 처음으로 이러한 균이 위에 있다는 것을 보고한 것이다.

　우리는 유산균이 이 헬리코박터가 자라는 것을 어떻게 막는가에 중점을 두어 연구를 했는데 산에 저항력이 강한 어떤 유산균들은 헬리코박터균의 성장을 억제하는 것을 발견했다. 그리고 이 헬리코박터 균을 견제할 수 있는 유산균들을 잘 키워 보급시키는 일을 계속하고 있다.

누구처럼 이 균을 발견하여 노벨상을 타지는 못할지라도 아름다운 능력을 가진 나의 유산균들이 음식과 함께 섭취되어 위의 건강을 향상시키는 위대한 일을 이루기를 바란다. 이 유산균들이 요구르트에 함유되어 매일 먹게 되고, 그것으로 내 위의 건강이 유지된다면 나는 건강한 위를 가진 '위대한 사람'이 되는 것도 나쁘지 않다.

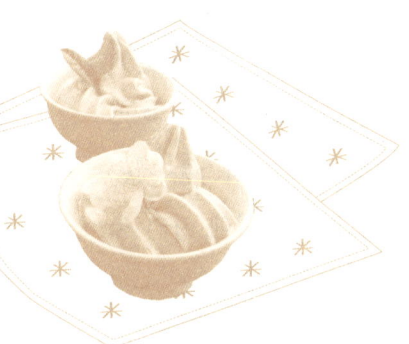

경찰 유산균

　　경찰관 역할의 유산균이란 기본으로 유산을 만들어 음식이 썩지 않고 오래 보존할 수 있도록 하는 것이다. 맛과 향도 중요하지만 긴긴 겨울 동안 맛있는 김치를 먹을 수 있어서 좋고, 몇 년 동안도 저장이 가능한 치즈를 만들어 우리의 식생활을 윤택하게 해주어서도 좋다. 우유를 그냥 먹으려면 요즈음은 냉장고 덕을 보지만 아직도 상할까를 염려해야 한다. 이 문제를 해결해 주는 것이 요구르트니 즉 잡균(나쁜 균) 자라는 것을 잘 억제해주는 일을 유산이 해 준다.

　　이 유산 외에 과산화수소라는 물질을 만들어 내는 유산균도 있다. 물론 다른 잡균이 자라는 것을 억제하는 역할도 하지만 자기가 자라는 것을 조절하는 능력이 있는 것이다. 먹이를 먹고 잘 자라다가 너무 많이 자라면 이 물질을 분비해 스스로 자라는 것을 억제하는 기능이다. 우리 사람처럼 고등 동물도 아닌데 자기 조절을 한다니 기특하기만 하다. 그것도 자기를 죽이면서까지 조절을 하니 말이다.

　감정 컨트롤한다는 것이 힘들지만 그만큼 또 중요한 일이다. 감정 조절이라면 할 말도 못하고 살아야 한다고 들릴지 모르지만 실은 그렇지는 않다. 해야 할 말은 당연해 해야 한다. 할 말 못하고 참고 사는 사람들이 암에 걸릴 확률이 높거나 오래 살 확률이 낮다는 것은 누구나 아는 사실이다. 중요한 것은 해야 할 말, 혹은 행동을 하되, 격한 감정에 말려들어 하는 것이 아니라 그 감정을 식혀서 말 그대로 쿨하게 하자는 것이다. 감정에 따라, 상대방이나 앞일을 고려하지 않은 채 말을 하고, 일을 벌려 나중에 후회하는 경우가 얼마나 많은가? 하지만 내 마음에 매임이 있으면 아무리 쿨하게 말을 해도 소용이 없는 일이다. 내 감정에 매임이 없는 이해, 용서, 여유를 가지고 살아야 할 일이다. 요즈음에는 젊은 나이에도 우울증과 의욕상실로 고전하는데 이도 감정 조절과 연관이 있다고 생각한다. 욕심이 너무 앞설 때 우리는 실망하기 쉬운데 거기에다 건강까지 잃으면 이를 어찌하랴! 건강보다 차라리 가지고 있는 돈을 잃을 일이다.

또한 항생제는 아니지만 항생제처럼 나쁜 균이 자라는 것을 억제하는 박테로이신이라는 펩타이드 단백질로 된 물질도 만들어 내는 유산균도 있다. 이 박테로이신은 유산균이 프로바이오틱(probiotics)의 역할을 할 수 있다는 새로운 장르를 여는 데 도움을 주어 엔티바이오틱스(항생제: antibiotics) 대신 이 일을 할 수도 있을 것이라는 가능성을 열어 주었다. 항생제 대신 유산균제제가 잡균이 자라는 것을 억제하는 일을 담당하지만 항생제처럼 몸에 잔류하여 우리에게 해를 끼치지는 않는다.

유산, 과산화수소(hydrogen peroxide), 박테로이신(bacteroisin) 등을 만들어 각각 다른 각도에서 우리의 삶을 지키는 경찰관의 역할을 담당하는 유산균, 생각할수록 기특하고 감사하다. 오늘도 나는 이 유산균을 어떻게 잘 키울까를 생각하며 사는 것이 행복하기만 하다.

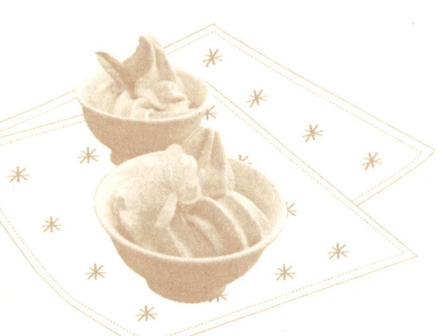

간 큰 사람

　신체의 오장 육부 중 어느 것 하나 경히 여길 곳이 없지만 한국 사람들의 관심은 가장 많은 병으로 시달리는 위와 간 쪽이다. 위는 우리가 살기 위해 음식을 먹어야 하니 필수요, 간은 우리가 먹은 것 중에 독이 되는 것들을 해독하는 기능이 있으니 이 두 부분의 기능이 식생활에 관계되는 중요한 곳이라고 생각한다.

　이 둘 중 간에 관해 언급해 보면, 우선 특수 물질을 생성하여 혈액 속으로 침투하는 유해 박테리아를 방어한다. 또한 자신에게 가장 적합한 상태를 지속적으로 유지하려는 특성인 몸의 향상성를 유지해주며 몸에 유해한 독소, 중금속, 약품 등을 제거하는 작용을 한다. 한국인의 간기능 저하 요인은 크게 간염에 의한 것과 만성 알코올 섭취에 의한 것이다. 이중 간염은 다섯 가지 유형으로 분류되는데 한국에서는 만성 간염의 60-80%가 헤파타이티스 B형이다. 많이 마시면 간 기능 저하의 요인이 되는 알코올은 90%가 간에서 분해되어야 하는데 아세트 알데하이드로 되었다가 해가 안 되는 물질로 변화되는 것이다. 또한 만성 간염과 알코올 중독의 상관관계는 많은 학자에 의해 수년간 연구되어 왔으며 알코올 자체로도 간 기능 저하에 막대한 장애가 된다.

간의 기능이 이러하니 간의 기능이 활발하면 그것만큼 좋은 것이 없겠다. 간이 피를 거르지 못하면 투석을 하여 간 대신 피를 깨끗하게 만들어 주어야 한다. 이 얼마나 힘든 과정인가! 내가 아는 분은 아직도 젊으신 편인데 일 주일에 세 번씩 투석을 받으셔야만 한다. 그래도 얼굴 색은 항상 누래 안타깝다.

한국인이 좋아하는 술, 이 술이 잡는 것은 한두 가지가 아니고 작은 것들이 아니다. 술을 독으로 마셔도 간이 크면, 능력이 있으면 알코올의 독을 다 제거해주니 걱정이 없고 마냥 술을 마셔도, 매일 술을 마셔도 간 큰 남자는 겁없이 일을 저지를 수가 있겠다. 그러나 불행히도 우리의 간은 그렇게 크지 못하여 백이면 백 간 큰 남자 행세하다 거덜 안 난 사람들이 없다. 아내 두고 먼저 저 세상 간 나의 선배가 있는데 그 아들이 서울대에 합격하는 기쁨도 못 보고 긴긴 밤을 어떻게 보낼지 걱정할 아내를 두고 떠나고 말았다. 먼저 간에 무리가 안 가게 하는 것이 우리가, 특히 술을 즐기는 자신의 간이 크다고 생각하는 간 큰 남자들이 지켜야 할 일이다.

간에서 알코올을 완전 분해하지 못하면 문제가 터진다. 알코올보다 알코올이 변해 생기는 아세트 알데하이드라는 물질이 우리 몸을 죽이는 것이다.

우리의 일상 생활에서 알코올의 섭취를 피할 수 있다면 간에 무리를 줄일 수 있는 것은 당연한 이치다. 재미있는 것은 나의 유산균이 알코올을 분해하고 알데하이드까지 분해할 수 있는 능력이 있음이 발견되었다는 것이다. 우리의 유산균들이 간의 보조 역할을 담당할 수 있다면 이 또한 흐뭇한 일이겠다.

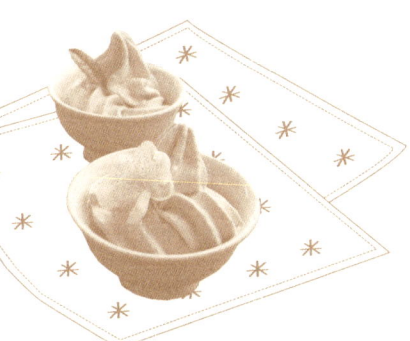

대장암

대장암은 특히 서구사회에서 치사율이 높은 악성 종양이다. 유전적인 요소에 의해 발병되기도 하지만 환경적인 요소, 즉 식생활을 잘못 해서 생기는 대장암도 만만치 않다. 이런 경우 식이 섬유의 섭취로 대장암 발병을 줄일 수 있는데 섬유질이 음식이 잘 내려가 변이 되어 나오도록 돕기 때문이다. 장 속에 있는 잡균이 대장에 남아 있는 음식 찌꺼기를 분해하면서 암을 유발하는 물질로 만들어 버려 암 세포가 생기기 때문에 섬유질을 섭취하여 대변이 잘 빠져 나오도록 하여 발병을 줄일 수 있다는 논리이다.

이와 비슷한 논리로 장내에 유용 유산균이 잘 자라면 장내 면역력도 향상시켜 장내의 건강이 향상된다. 또한 유해균, 즉 암 유발 물질 혹은 효소를 만들어 내는 놈들이 자라는 것을 억제하는 유산균이 경찰관 역할을 잘하면 그만큼 발병율이 떨어진다. 장내에 부패와 염증을 만들어 내는 나쁜 균들이 있는데 이들을 억제하는 프로바이오틱스 유산균이 있으면 유해 물질의 생성이 줄어든다는 것이다.

물론 다른 방법으로 용종(polyps)이 생기는 것을 억제하기도 하고 항산화제나 비타민을 투여해 대장암 억제 효과를 노리기도 한다. 어쨌건 나이트로사민 같은 화학물질들이 디엔에이(DNA)에 손상을 주어 비정상적인 세포분열을 통해 대장암 발병이 가능하다는 것이 알려졌으니 우리의 세포가 비정상적으로 자라는 것을 조심해야겠다.

조그만 일이지만 아직도 학창 시절인 30년 전의 일을 기억한다. 학교 주위의 빈 터에서 소프트볼을 하고 있었는데 공이 3루 쪽에서 굴러가 외곽으로 흘렀다. 다행히 그쪽에 한 꼬마가 있어서 잘 되었다 싶어 그 공을 잡도록 소리를 질렀는데 아! 공을 집고서는 이 아이가 딴 길로 가는 것이 아닌가! 모두 기가 막혀 쫓아가 붙잡았다. 그런데 이 녀석, 이 공이 자기 것이란다. 자기가 주운 공이기 때문에 주인이 자기라고 당당히 주장하며 결코 주기를 거부하는 것이었다. 난감했지만 왜 그러는지를 파악해 보았더니 그 아이는 자기가 땅에서 집은 것은 자기 것이라는 개념을 가지고 있었는데 어느 누구도 그 때까지 그 개념을 고쳐주지 못했던 것이다.

내 이야기는 바른 교육의 중요성을 말하고자 함이다. 바른 삶의 태도를 가져야 함을 말한다. 바르게 가르치지 못하면 나이트로사민 같은 발암 물질을 먹이는 것과 같아 비정상적인 사람을 만들게 된다. 소유권의 바른 정의를 바르게 이해하고 실천하지 못하면 이는 우리의 몸에 비정상적으로 자라는 세포보다도 더 무서운 암이 될 수 있다. 내가 수고하여 버는 것보다 비정상적으로 쉽게 돈 버는 것이 더 똑똑하고 자랑스러운 것이 되면 이 사회는 암세포가 만연한 비정상적인 사회가 되는 것이고 결국 우리를 죽게 만드는 것이다.

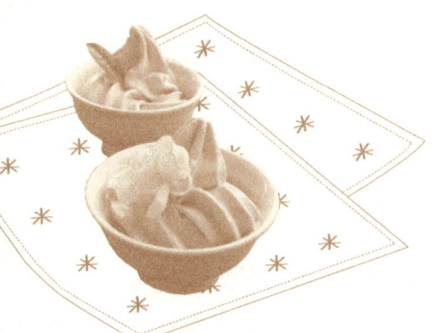

인 엔 아웃(In N Out)

　　나성 지역으로 출장을 가면 공항에서 내리는 시간이 점심 때가 되는 것이 보통이다. 배가 출출함을 느끼면서 가장 먼저 생각나는 것은 '인 엔 아웃' 햄버거이다. 이곳의 햄버거는 얼린 고기를 안 쓰고 감자 튀김도 통감자를 직접 손님들이 보는 옆에서 잘라 기름에 튀긴다. 금방 만든 두부도 신선하지만 '인 엔 아웃'에서 만든 즉석 햄버거는 다른 햄버거와 확실히 맛이 틀리다. 햄버거밖에 없는 메뉴도 간편해서 주문하기가 편하지만 그 이름 '인 엔 아웃'도 마음에 든다.

　　나의 친구 부모님이 아들 집에 오셨는데 아버님이 화장실을 가셨다. 그런데 어머님이 그 앞에서 묻는 말, "영감님, 응가는 잘 하고 계신가요?"라는 걱정스런 질문이었단다. 좁은 아파트라서 며느리가 들어버릴 수밖에 없는 내용이었는데 나의 친구 아버님이 아웃을 하실 때 고생을 많이 하신다는 것이다. '아웃' 하는 일 때문에 먹는 '인'이 제한을 받고 먹을 때마다 '응가' 할 일을 걱정한다면 이것처럼 불행한 일도 없겠다. 인 엔 아웃이 제대로 되는 것이 얼마나 큰 축복인가! 친구 아버님께 요구르트를 매일 드시라고 권면을 못해 드려서 지금도 아쉽기만 하다. 혹시 한국으로 돌아간 나의 친구도 이제 나이 들어서 그의 아버님처럼 문제가 있을지 궁금하기도 하다.

요구르트를 먹으면 요구르트의 유산으로 인하여 우선 장의 산도를 내려줄 수 있는데 장의 산도가 내려가면 장 속에 물이 생성되는 것도 도와주고, 장 속에 나쁜 균이 자라는 것을 억제해주는 일을 더 잘 할 수도 있다. 또한 살아 있는 유산균이 있으면 추가적인 장점이 장의 운동을 활발하게 해주는 요건들을 마련할 수가 있다. 물론 섬유질이 함께 있으면 장 속의 노폐물이 빨리 빠져 금상첨화인 '아웃'을 돕는 일이 이루어질 수 있겠다. 참고로 운동을 많이 하면 출렁거려서 장이 잘 움직이고 변이 잘 나옴을 알려드린다. 나의 아들은 수영팀에 있을 때 하루에 두 번씩 변을 보러 갔다.

하나의 예로 우리 식단에 특히 고기를 많이 먹고 섬유질을 적게 먹을 때 변이 적게 나오며 장에 변이 축적되기가 쉽다. 이렇게 음식물이 자주 축적되면 장 속에 있는 나쁜 균들이 암 유발 물질을 유발할 가능성이 높아지므로 음식 노폐물은 사양해야 한다. 다시 강조하지만 균형 있는 식사와 선별된 음식 섭취가 '인' 할 때 이루어져야 하며 과식하는 어리석음을 피하여 위의 부담도 줄일 일이다.

'인 엔 아웃'의 원리는 정확하다. 먹게 되면 그만큼 나가는 것도 있어야 하는데 어떠한 속도로 나가는지, 어떤 폼으로 나가는지 우리는 관심을 가져야 한다. '인 엔 아웃'이 정확할 때 우리는 장수로 가는 일차적인 보장을 받을 수가 있다.

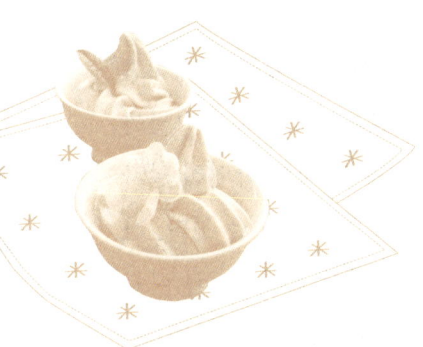

미수(米壽)의 아버님

　나의 아버님은 올해 88세로 미수를 맞게 되셨다. 인생의 풍파를 다 지나고 지금 이 자리까지 오셨겠지만 아직도 건강하심에 감사한다. 아들이 유산균을 키우다 보니 벌써 15년도 넘게 요구르트를 드시는데, 이 요구르트는 집에서 직접 만들어 드시는 홈메이드 요구르트이다. 종균은 물론 아들이 공급하는데 아버님의 요구르트 만드는 솜씨가 달인의 경지를 넘어서 이제는 제조자의 이름을 붙여서 공급해도 될 특별한 요구르트가 되고 말았다. 따로 살림을 하는 작은아들도 출근하면서 아버님 댁에 들러 이 요구르트를 먹고, 주말에 손주들이 오면 온 가족과 며느리가 요구르트를 즐겁게 먹어 이제 가족의 중요한 일과가 되어 버린 것이다.

물론 작은아들이 효자여서 인사하려고 매일 들르는 것이지만 이 효자 소리를 듣게 만들어 주는 것도 맛있는 요구르트가 아닐까 하는 생각도 든다. 중국에서는 막 만든 두부의 맛이 확연히 달라 새벽에 두부를 사러 오는 사람들이 두부 가게 앞에 줄을 선다. 마찬가지로 집에서 직접 만들면 그 신선도가 다른 요구르트와 다른 것은 당연하다. 무엇보다도 홈메이드 요구르트는 맞춤형 요구르트이다. 기성 양복과 맞춤 양복의 차이를 아는가? 누구는 돈 많은 사람과 적은 사람의 차이라고도 하지만 자기가 먹고자 하는 맛과 영양분을 스스로 조절할 수 있다는 것이 집에서 만드는 요구르트의 장점이 되겠다. 만든 지 얼마 안 되는 요구르트에 딸기, 바나나 등 각종 과일을 넣고 상황에 따라 꿀을 넣기도 하고, 때에 따라 땅콩을 잘게 부셔 넣어 만든 요구르트를 한 입 넣으면 단맛, 신맛, 그리고 과일 향이 요구르트 향과 어우러져 신선하고 영양가 많은 음식을 먹게 되는 것이다.

또한 아버님이 만드시는 요구르트는 일반 요구르트를 만드는 유산균 외에 아들이 정성 들여 넣은 간과 위와 장에 좋은 유산균들을 넣어 만든 종균을 사용하시니 이 요구르트는 아들의 지식과 솜씨로 만들어진 '불로초' 라고 말할 수도 있으리라.

요즈음 세대는 건강의 중요성을 인지함에 따라 직접 유기농 원료들을 선별하여 유기농 요구르트를 만들어 먹을 수도 있겠다. 이 유산균을 집에서 만든 신선한 두유에 접종하면 두유 요구르트가 될 수 있으니 이것도 추가되는 특별 메뉴가 될 것이다.

　미수의 나이에 요구르트 제조의 장인이 되어 본인이 만들어 주는 요구르트를 열심히 먹어주는 아들과 손자들을 보면서 흐뭇해 하시는 모습을 보면 요구르트보다도 그 흐뭇함 자체가 '불로초'가 되어 장수의 복을 누리신 것이라고 생각해 본다.

5장

로즈마리 치킨 | 출산 | 이웃 사촌 | 빨리빨리 | 수영 | 보험 |
어떻게 이럴 수가! | 막걸리 한 잔 | 오리 | 그의 신발을 신어
보면…… | 섞어 비빔밥 | 장독대

로즈마리 치킨

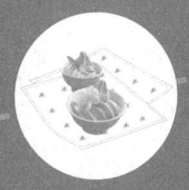

1장. 유산균과 장수

2장. 나의 꿈 유산균

3장. 가장 중요한 한 마리

4장. 내 사랑 유산균

5장. 로즈마리 치킨

6장. '더 장수' 하십시오

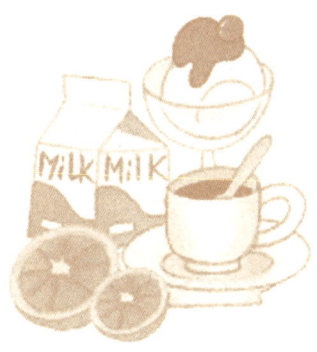

로즈마리 치킨

　　어떻게 살다보니 살이 찌지도 않았는데 콜레스테롤도 높고 혈관도 조금 막혔다고 한다. 집안 내력인지 모르지만 나의 건강 관리에 비상이 걸릴 수밖에 없었다. 아내는 정기적으로 약을 먹는 것 외에 음식 관리에 비상 식단 체제령을 발포한 지 오래다. 제일 좋아하던 스테이크를 멀리 시집보내고 서운해하는 부모 심정이 되었지만 비상령 앞에선 다른 방법이 없다. 가능한 고기류는 생선과 닭만 먹는데 나는 어려서부터 생선의 생자만 들어도 비린내를 느끼니 닭과 친해지는 수밖에 없었다. 아침은 홈메이드 요구르트를 각종 과일과 함께 먹으니 문제가 없지만 점심은 가장 기름이 들어가지 않게 요리한다는 웬디스의 치킨 샌드위치, 저녁도 고기 먹을 땐 치킨 요리이다. 닭볶음탕 같은 기본적인 요리 말고도 기발한 닭 요리를 만들어 나에게 선 보이는 아내가 없었으면 나는 이 비상령에 오래 견디지 못했으리라.

아내가 만드는 닭 요리 중의 하나가 로즈마리 치킨이다. 로즈마리는 약초 향료인데 이 향료의 잎파리는 나의 유산균 중 락토바실루스 아시도필러스가 압력을 받아 힘들어 할 때 모습과 비슷하다. 가늘고 좀 긴 편인 간균의 형태인 것이다. 이 약초 향료를 부수어 만들어진 향료를 너무 두껍지 않게 자른 닭 가슴살 위에 살살 뿌려 팬에 굽는다. 적당히 구워 만들어 나온 이 닭고기는 부드럽고 향이 좋아 거부감 없이 즐겨 먹을 수 있는 요리가 되었다. 특히 닭고기에 붙어 있는 향료 모양을 보면 유산균도 연상이 되어 더 친근감이 든다. 또한 로즈마리라는 그 이름이 좋아 입맛을 더 돋우는 것이다.

음식을 먹을 때 즐기며 맛있게 먹는 것이 우리가 할 일이라고 생각한다. 입맛을 돋우기 위해 향료도 쓰고 모양도 예쁘게 내고 색깔과 분위기가 어울리는 곳을 찾아 다니기도 한다. 또한 음식을 즐기기 위해서는 나쁜 식사 버릇도 바꾸어야 하리라. 군대 생활 때 생긴 나의 버릇, 음식 빨리 먹는 것을 고치는 방법은 무엇일까? 나도 여유를 가지고 맛을 음미하며 식사를 하고 싶은 것이다.

내 경험에서 온 노하우를 공개하자면, 즉 음식을 맛있게 먹으려면 우선 고민이 없어야 한다. 걱정거리가 없어야 한다. 음식 먹는 시간을 넉넉히 잡아 두어야 한다. 배가 살짝만 고파야 한다. 재미있는 대화 외에 딴 생각을 하지 말아야 한다. 그래야만 식사 시간이 즐거워지리라.

한마디로 말하면 여유를 가진 식생활을 습관화하는 것이 나의 수명 연장에 열쇠가 된다는 것을 생각한다. 오늘 아침도 나의 아들이 공항을 가야 하는데 왜 그렇게 늑장을 부리는지 가슴이 답답할 지경이었다. 이것저것 참견하고 싶은데 꾹 참고 기다리자니 이것도 여간 고역이 아니다. 항상 그렇듯이 아내는 요구르트와 과일로 아침 식사를 준비했는데 결국은 앉아서 먹지 못하고 차에 들고 타는 불상사가 일어난 것이다. 오늘도 나는 수명 연장의 반대되는 길을 걷고 만 셈이다.

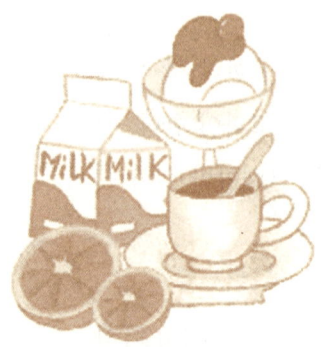

출산

　이제나저제나 하며 전화 오기를 기다렸는데 드디어 진통이 온다고 회사로 전화가 왔다. 친척이 없는 이국 땅이라 첫아이를 낳기 위해 함께 병원에 갔는데 라마즈 클래스라고 남편도 함께 진통을 이겨내는 교육도 받은 터라 즐거운 마음으로 아내를 입원시켰다. 드디어 진통이 오고 함께 후후 숨도 내쉬었는데 시간은 자꾸만 흐르고 끝날 기미가 없다. 하룻밤을 설치고 진통은 더 심해지고 이제는 함께 숨 쉬어 주는 일보다도 진통이 올 때 이를 이기느라, 참느라 고생하는 아내를 볼 수가 없는 상황이 된 것이다. 담당 의사도 그렇지 자연 분만시키다 사람 잡을 일이 있나! 하루 반인 30시간을 고통 속에 버려 둔, 아마 기네스북감인 장시간 진통 기록을 만든 후에야 결국은 수술로 진통의 막을 내리게 된 것이다.

어떤 사람은 이런 고통을 제공한 남편에게 욕도 한다고 들었는데 내 아내는 혼자(?) 고통을 다 감수하는 것이었다. 나는 열심히 울부짖으며 기도했다. 제발 이 고통을 내가 대신 받게 해달라고 말이다. 이것은 불공평하다. 나는 왜 나누어 가질 수 없느냐 말이다. 아니 육신의 고통은 더 건강한 내가 받아야 할 것이 아니냐고 말이다. 기력이 진한 아내를 더 볼 수 없었고, 나는 의사가 다른 방안을 제시하기를 원했다. 사실 우리의 첫아이의 탄생이 나와 아내의 관계를 다시 확인시켜 주는 계기가 된 것이니, 우리는 함께 고통스러워하며 힘들어하며 한 몸이 된 것이다.

옛날 내가 초등학교도 가기 전 우리는 할아버지 할머니 모시고 대가족으로 살았었다. 7남매 가족이었으니 밥 먹을 때는 한 명이 없어도 모를 지경이다. 가끔 간식 때 어머니는 귀한 음식인 달걀 프라이를 만들어 아버지께 드리곤 했다. 어떤 이유인지 기억이 안 되지만 내게는 굉장한 특식으로 생각되었다. 우리 집에 서울에 간 총각 삼촌이 오셨을 때도 우리 어머니는 꼭 달걀 프라이를 만들어 삼촌을 대접하곤 하셨다. 그 때 나는 삼촌 옆에서 내게 올 몫을 기다리고 있었는데 빈번이 접시를 다 비우시는 것이었다. 아버지는 혼자 드시라는 강력한 어머니의 권유에도 불구하고 달걀 한 부분을 내 입에 넣어 주셨는데 말이다. 이 기억이 지금도 나서 내 아들이 어렸을 때 그에게 프라이된 달걀 한 부분을 먹여 주기도 했는데 분명 나의 아들은 내가 가졌던 기분을 못 느꼈으리라. 항상 먹는 달걀인데 별 생각 없이 받아 먹었을 것이다. 가난했을 때와 풍요할 때의 차이라고 생각한다. 어쨌건 아직도 이 일이 기억되니 아주 먹고 싶었던 달걀 프라이였던지 아니면 당연히 얻어 먹어야 하는 나의 몫을 못 먹어서 그 서운함이 남았는지는 모르겠다.

절실해지는 마음, 간절히 바라는 마음, 강한 자극으로 남아 있는 일, 고통스러운 일, 안타까운 지경의 입장은 우리 모두가 겪어 본 것들이다. 또한 계속 겪고 있는 것들이다. 또한 내가 달걀 프라이를 기억하는 것처럼 절실했던(?) 자극으로 남아 있는 것이다. 인생의 힘든 경험은 우리 삶에서 오랫동안 지워지지 않으며 우리의 장래 일에 영향을 미치기도 한다. 이러한 나의 삶이 이제는 변하여 아내와 함께하는 우리의 삶이 됨으로 우리의 어려움이, 우리의 힘듦이 반감되니 나의 반을 확인하는 것은 정말로 행복한 일이다.

우리의 첫아이가 소록소록 잠든 어느 날, 아내는 따스한 물을 받은 그릇을 방으로 가져오더니 내 발을 씻어 주었다. "당신이 예뻐" 하면서 말이다.

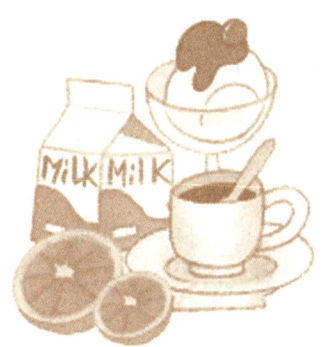

이웃 사촌

시골 마을이지만 봄철이면 소프트볼 게임이 한창이다. 초등학교 다니는 아들도 엄마의 극성으로 선수 유니폼을 입고 출전했고, 엄마는 이웃집 아줌마 린과 함께 열심히 응원을 한다. 나는 한국에 출장 가고 동양 사람은 우리 아들과 내 아내뿐이지만 이런 것 상관 없이 아들이 공을 시원하게 쳐주기를 바라며 "우리 대니, 파이팅" 한다. 그런데 갑자기 볼이 날아왔다. 아내의 안경이 떨어지고 아내는 펄썩 주저앉았다. 공에 맞은 것이다. "여기 17살 정도 먹은 동양 아이가 공에 맞았음, 앰뷸런스 요망" 하며 난리가 났고 아내는 병원으로 실려갔다. 서른이 넘은 아내는 이렇게 어리게 보아 준 주위 사람들이 더 재미있었을지도 모르겠다.

린은 우리 또래의 나이인데도 큰아이가 있고 브라이언이라는 늦둥이를 키우는데 그 아이가 우리 아들과 비슷한 연령이다. 시원시원한 성격으로 곧장 동네길에서 만나 이것저것 이야기하고 우리가 미국에 살 때 잘 모르는 것들을 가르쳐주기도 하며 친하게 지내는 사이가 되었다. 브라이언도 자기보다 한 학년 어린 우리 딸 해나를 잘 보살펴 주려고 애를 쓰기도 한다.

멀리 사는 친척보다 바로 가까이에 살며 일상생활에서 일어나는 일들을 함께 나눌 수 있는 이웃이 더 정겹고 가깝게 느껴진다. 사실 한국에 나가서 20년 혹은 30년 만에 친구를 만나면 한참 동안 서로 나눌 공통 화제가 없음을 느끼기도 하고, 때에 따라 한국에 돌아가면 이제 문화 쇼크 비슷한 느낌을 받기도 한다. 같은 한국 말을 사용해도 할 말이 없을 수도 있고, 떨떠름한 영어를 사용해도 수 시간 동안 수다를 떨 수 있다는 사실을 다시 생각해 보니 가까이에서 살며 나누어 갖는 삶의 이야기들이 얼마나 소중한지 생각하게 된다.

한 시대를 살아가는 우리의 모습은 미국이나 한국이나 그 차이는 도토리 키재기라는 생각도 든다. 그러고 보니 200년 아니 1000년 전에 살았을 우리 조상들의 삶도 우리와 비슷할 거라는 생각도 들고, 그래서 얼굴 한 번 본 적이 없는 조상들까지 친근감이 드나 보다.

이 사고로 린은 병원에 보호자로 따라갔었고 이상이 없다는 진단을 받고 집에 돌아왔으니 참 다행한 일이었다. 그 날 밤 갑자기 우리 집 벨이 울리고 예고 없이 린과 브라이언이 쳐들어 왔다. 머리를 다친지라 혹시 밤에 무슨 일이 일어날 줄 몰라 남편이 부재 중인 우리 집에서 자기가 와서 함께 자야겠단다. 물론 그 밤에 아내에게는 아무 일도 일어나지 않았고, 즐거운 저녁 시간을 함께 보냈다고 한다.

빨리빨리

　유산균은 어떤 상황에서는 빨리빨리 자라 두 배가 되는데 40분밖에 안 걸리기도 하지만 또한 80분이 되어도 두 배가 되지 못할 때도 있다. 물론 유산균이 빨리 자라고 숫자가 많으면 좋지만 잘 키우는 것만으로 그치는 것은 아니다. 유산균을 키운 후에 그들을 말리고 갈고 다듬어서 하얀 소복을 입은 아름답고 청아한 여인의 모습으로 만들려면 겪어야 할 역경이 많다. 빨리 키워 많은 숫자를 만들어도 모든 과정을 지나고 나면 의외로 살아남는 생존율이 적은 경우도 많이 보게 되므로 빨리 자란다고 좋아할 일만은 아니다.

우리가 자녀를 키울 때 많은 것을 가르치고 싶은 욕심이 문제가 될 수 있음을 생각한다. 우리 자녀들의 지식이 빨리빨리 자라기만 바라는 것도 조심해야 한다. 우리가 관심을 가져야 할 것은 우리의 자녀들이 바른 인생관을 갖고 부지런히 그리고 긍정적으로 세상을 살아가는 방법을 배우는 일이다. 누가 인생길이 험하지 않다고 말할 수 있으랴! 이 험한 인생길을 지나갈 때 적게 다치고 어려움을 이겨내며 함께 극복해 나가는 밝은 길을 가르치는 것이 바람직한 일이다.

유산균도 너무 빨리 자라다 보면 어딘가에 약한 부분이 있어서 상품화하는 과정을 이겨내지 못한다. 필요한 시간 동안 충분히 세포가 잘 자라고 역경에 견딜 수 있는 물질도 만들어 주어야 한다. 또한 유산균에게 배울 점은 그 회복력이다. 상처 받았을 때 회복의 기능이 잘 발동되어 오뚝이처럼 다시 일어선다.

요즈음 우리 젊은이들은 무엇을 추구하는가? 돈 잘 버는 남자, 예쁜 여자가 그들이 바라는 이상형인가? 이러한 사고가 좋지 않음을 우리는 안다. 젊은이들의 사고방식과 삶의 목적이 건강하지 못하다면 이러한 쪽으로 그들을 안내하거나 버려둔 사람들에게도 책임이 있는 것이다. 어른들은 자신들이 저지른 죄과를 깨닫고 이를 돌이키든지 아니면 그 부끄러움을 씻기 위해 접시 물에라도 빠질 일이다. 혹시 아니올씨다로 나가는 우리의 젊은이들이 있다면 이들의 기상을 회복시키기 위해 모두가 함께 노력해야 한다. 그것이 우리가 함께 건강해지는 길이다.

나는 한때 이조 시대의 나들이를 했다. 마음이 급하여 빨리빨리 걷다보니 아내, 아이들은 뒤에 따라오고 나는 몇 걸음 앞서 걷는 것이다. 그러나 결국은 먼저 가지 못하고 뒤쳐져 오는 아내나 가족을 기다릴 수밖에 없었는데 마음 급한 사람으로 인식되는 것은 내 인생에 도움이 되질 못한다. 뒤늦게나마 함께 걷는 재미를 알아 다행이지만 일찍부터 함께 걷는 부부는 나보다 더 좋은 삶을 살았으니 기뻐해야 할 일이다. 금강산도 식후경이라고 배부른 것이 우선이라고도 하지만 금강산도 빨리빨리, 내 인생도 빨리빨리 하면 너무 남는 것이 없어 허무할 것이다.

나의 아내가 하는 말 "당신 나를 기다리며 뒤돌아본 모습, 비디오로 찍어 놔 두었어야 하는데"를 기억하면서 '또 내가 빨라졌구나, 물러가라, 빨리빨리!' 를 속으로 외치며 아내에게 적응하려고 한다. 그러나 해야 할 일 놔두고 게으름 피우는 것보다는 빨리빨리 그것도 정확히 자신의 일을 해나가는 숙련공이 되려는 마음만은 버릴 수가 없다.

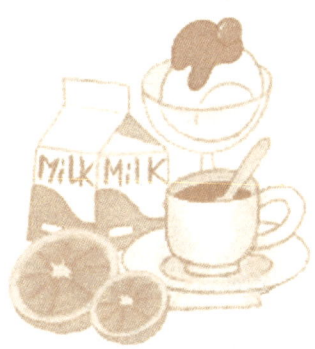

수영

나는 수영을 못한다. 물에 뜨기가 왜 이리도 힘드는지 나는 알 수가 없다. 누군가는 나의 골프 스윙이 워낙 특이해서 기네스 감이라고 놀려대지만 그래도 거리는 비슷하게 나가고 점수도 그런대로 경합할 만하니 골프 치는 즐거움을 가지고 있다. 그런데 수영만은 젬병이니 재미도 없고 자신감이 쪼그라들며 수영할 줄 아는 사람은 대단한 사람이라는 인식이 있다.

나의 아들은 고등학교 때 수영팀에서 활약하였다. 시즌이 되면 새벽 4시 반에 일어나 학교에 가고 수업 시작 전 2시간 연습, 수업 후 2시간 연습을 했다. 성공적으로 수영팀의 주장까지 해냈지만 새벽에 문에 기대어 졸면서 라이드를 기다리는 모습이나 또한 그 추운 겨울에 다른 친구를 태우려고 먼저 출발하는 모습을 보면서 내가 안타까웠다. 아니 이렇게까지 해야 하나 하면서 말이다.

나중에 나의 아들의 고백을 들었다. 그는 인디애나 시골을 벗어나는 것이 최대의 목표였고 그러려면 좋은 학교를 가야 하는데 수영팀에서의 활동은 뺄 수 없는 과정이었다는 것이다. 지금도 지난 일을 생각하면 어떻게 그런 연습을 해냈을까 스스로 놀란다면서 자기의 목표가 그만큼 절실했기에 가능했다는 것이다.

목표를 가지고 사는 삶이 불가능을 가능케 한다. 힘들어 포기할 것도 목표가 그를 다시 붙잡아 주는 것이다. 게으름의 일상에서 벗어날 뿐 아니라 게으름을 피울 마음을 지워 버리게 만드는 것이 우리가 가진 절실한 목표가 해내는 일이다. 꿈을 가지는 것은 바람직하며 우리에게 능력을 갖게 하는 원동력 즉 스타터가 되는 것이다.

어느 아버지나 마찬가지겠지만 나에게는 아들이 요즈음 잘나가는 연속극 주연급 인물만큼 잘생긴 것으로 보이는데 이는 수영 덕분에 삼각형 어깨가 된 몸이 얼굴을 받쳐 주어서 그런 점도 있다. 다른 말로 꿈과 비전을 위해 정진할 때 얻어지는 엑스트라 소득도 있으니 이 글을 읽는 독자들이 꿈과 비전을 가져볼 일이다. 이 글을 쓰면서 나에게도 도전이 생긴다. 나의 수영 폼이 기네스북감이라도 좋다. 물에 뜨고 조금만 나가기만 해다오! 하면서 다시 수영에 도전해 볼까 하는 것이다. 혹시 나도 삼각형 어깨를 가지는 행운이 올지도 모르지 않는가? 실은 수영은 운동 중에서도 상급의 운동으로 나같이 심장이 약하고 폐활량이 적고 전신 운동이 필요한 사람에게는 아주 필요한 운동이기에 내게 오는 소득은 보장된 내 수명 연장이라고 확신한다.

많은 글에서 유산균이나 요구르트가 몸에 좋다고 말하곤 했지만 이는 건강을 위한 일부분에 불과하며 운동의 중요성을 다시 언급하고 싶다. 다시 강조할진대 장수의 비결은 적당하고 꾸준한 운동과 건강 유지에 도움이 되는 식생활 그리고 삶에 대한 의지 혹은 절실한 목표가 있는 삶에 있다. 즉, 이 삼각점이 균형을 이룰 때 이루어지는 것이다.

보험

인형 같은 귀여운 딸아이를 가진 젊은 의사 부부가 우리의 이웃이었는데 딸아이가 네 살 되던 해 남편이 플로리다에서 크루즈 배를 타고 하는 회의에 참석했다가 뒤쪽 갑판에서 떨어지는 사고가 났다. 남편의 시신도 찾지 못한 채, 예쁘고 아직도 귀여웠던 부인은 졸지에 과부가 되었고, 남편과의 행복했던 추억이 담겼던 우리 동네를 잊고자 먼 곳으로 이사를 가고 말았다. 다행히도 남편이 생명 보험을 가지고 있어서 가족의 생계는 걱정 없게 되었지만 이 보험이 남편과 아빠를 보상해 돌려줄 수는 없는 것이다. 그러나 남편의 입장에서는 이 보험은 자신을 위한 것이 아니요, 자신이 사랑하는 사람들을 보호하는 도구가 된 것이다.

미국의 9·11 테러 사건 이후 앤트락스라는 미생물을 이용한 테러가 문제가 되어 세균전에 대한 공포가 팽배해졌다. 이로 인해 미생물에 관련된 회사들에 대한 조사가 있었고 박테리아를 제조하는 우리 회사도 FDA의 방문이 빈번해졌다. 테러하는 놈들이 식품에 나쁜 병원균들을 집어넣는다면 이 얼마나 무서운 일인가! 이런 일은 절대 일어나서는 안 되는 것이다. 그런데 우리는 나쁜 병원균이 아닌 인체에 유용한 유산균을 제조하는 회사인데도 엉뚱한 데서 어려움이 생겼다. 보험회사에서 보험을 취소한다는 것이다. "너희만 보험회사냐? 별 배부른 소리를 다하네" 하고 다른 회사에 연락했는데 다른 곳도 마찬가지였다. 유산균도 박테리아고 하얀 분말 가루로 파는 균이니 일반 소비자들이 나쁜 균과 좋은 균을 어떻게 구분하느냐는 것이다. 본인들도 박테리아라면 우선 골치 아프니 골치 아픈 제품을 위한 보험은 줄 수 없다는 것이니 아! 이 무지의 소치여!

일반 보험은 나의 소유물 즉 재산을 보호한다. 보험을 통하여 차, 집, 회사 재산을 보호하는 것이다. 심지어 내가 회사에서 중요한 일을 맡고 있으면 내가 일을 계속 못할 경우를 대비하여 1000만 달러짜리 보험도 들 수 있다. 생명 보험은 내가 남기고 간 나의 사랑하는 사람들을 위해 마련해 놓는 것이다. 이 보험이 경제적으로 살아 남은 사람들을 위해 도움은 되겠지만 나와 연관된 행복을 돌려줄 수는 없는 것이고 내게 도움 되는 것은 없으니 우리는 하루하루를 살아도 조심해서 살아야겠다. 이 생명 보험은 나의 생명을 지켜주지 못하기 때문이다. 엉뚱한 곳에서 생기는 사고라도 미리 조심하면 막을 수 있는 사고도 많다. 비오는 밤에 속력 내어 달리는 일, 그것도 바짝 앞차에 붙어가는 일, 안전하지 못한 일이나 위험한 취미를 무리하게 계속하는 것 등도 우리가 원하는 장수의 축복을 막는 것이 된다.

우리나라 사람들은 생명 보험에 큰 관심이 없는데 이는 나의 죽음으로 인해 사랑하는 사람이 경제적인 어려움이 없도록 하자는 사랑하는 취지가 빈약해서라기보다 나는 쉽게 죽지 아니하리라는 낙천적인 생각 때문이리라.

어떻게 이럴 수가!

피아노 배우러 다니던 오빠 따라 다니다가 선생님께 발탁되어 네 살 때부터 건반을 건드렸던 딸아이는 선생님의 기대대로 고등학교 때 주 경연대회에서 일등을 하여 중서부 지역 경연에 주 대표로 출전하였다. 멀리 위스콘신 주의 밀워키라는 도시까지 원정을 갔는데 숙소에 일찍 도착하고 다음 날의 경연을 위해 손만 풀고 일찍 잠자리에 들었다. 혹시 늦게 일어날까봐 깨우는 시간도 시계에 입력하고 말이다. 그런데 아침에 시계가 따르랑 하고 울려 보니 이게 웬일! 시간은 경연 시간 30분 전이었다. 아이는 놀라서 말도 못하고 아내는 '아니, 어떻게 이럴 수가!!!' 하면서 방만 빙빙 돌았다. 허겁지겁 눈 비비고, 옷 챙겨주고, 경연장까지 뛰어가는 시간을 계산하며 심사위원에게 상황 설명할 말도 생각하며 죽어라고 먼저 뛰어갈 각오까지 하고 방을 나섰는데, 혹시나 하고 다른 시계를 보았더니 아직도 한 시간 반이 남아 있었다. 따르랑 하고 울리는 시계가 틀렸던 것이었다. 휴우!!

어떤 나쁜 일이 일어날 때 이것이 꿈이었으면 하고 바랄 때가 많다. 그러나 그것은 어쩔 수 없는, 피할 수 없는 현실로 다가선 자신의 몫이거나 겪어야 할 일정일 수가 있다. 치밀하게 계획을 세우고 계획대로 열심히 진행하는데도 내 예상대로 안 되는 일이 얼마나 많은가! 처음 유산균 제품을 만들고 시중에 내어 놓았을 때 1년도 못 되어 회사 초기 자본은 밑 터진 독에서 물 빠지듯 나가고 계획대로 착착 들어와야 할 돈은 없으니 이는 새 사업을 시작하는 모든 사람들이 겪는 비슷한 과정일 게다. 또한 생각지도 않은, 계획에도 없는 사고를 당해 그 어려움을 안고 살아야 할 우리의 인생 길에 있는 사람들을 생각한다면 꿈이 아닌 현실을 받아들이고 이겨 나가는 지혜를, 방법을 터득하는 일이 더 중요하겠다. 시계 시간을 잘못 맞추어 다행히도 교정이 된 오류는 오히려 드문 것이 우리의 인생 길인지도 모르기 때문이다.

나의 도움이 어디에서 올꼬? 내 능력은 이미 한계점에 달했으니 바랄 수 없고 내 지혜도 더 짜낼 수가 없으니 그저 기다리는 수밖에 없었다. 자비와 도움을 기다리는 마음으로 내가 당면한 어려움을 대하는 것이 내가 할 일이었다. 경제적으로 심리적으로 어려움이 있었지만 지치지 않으려 했고 고통의 중심에서 벗어나 그 상황을 보는 자의 모습을 유지하려 노력했다. 그러는 사이에 우리 분야에서 나를 생각해주는 사람도 만나고 좋은 벗도 생겼으며 나의 제품과 회사를 위해 힘이 되어 주는 사람들도 있으니 나의 일을 다하고 끊임없이 인내하는 것을 배우리라고 생각해 본다. 다시 깨닫는 것 즉, 피할 수 없는 현실을 견딜 수 있는 것은 나의 능력이 아니요 주위에서 베풀어 주는 것 때문임을 생각하며 최선을 다하는 것으로 넉넉해 하는 마음을 가질 때인 것이다.

음악에 재능이 있는 아이인데 대학은 다른 분야의 길을 택했고 지금은 교사의 일을 하고 있는 나의 딸을 지켜보면서 한 아이의 인생 길이 아직도 그 변수가 많이 있겠구나라는 생각을 한다. 물론 전문 연주가로의 길을 권하지는 않았지만 수년 동안 연마해온 그리고 그의 인생에 중요한 영향을 주었을 피아노에 관한 애정은 없어지지 않았을 것이니 그의 재능이 언제 어디에서 빛을 발할지 궁금하다. 아니 그가 그 후에 개발한 다른 재능을 더 열정적으로 발휘하며 살지도 모르겠다. 열심으로 사는 그 모습이 그저 예쁘고 대견해서, 그래서 조심스런 격려를 보내는 것이다.

막걸리 한 잔

고등학교와 대학을 함께 다닌 동주라는 나의 친구는 세상을 대범하게 살고자 했다. 작은 일로 꼬장꼬장하게 사는 것은 대장부가 할 일이 아니요, 남아는 호연지기를 펼치며 살아야 한다고 늘 주장하였다. 우리는 막걸리 한 잔씩 걸치고 정의로운 삶을 논할 수 있는 학교 주위의 가게들을 자주 갔었는데 이 가게들의 단골손님인 그는 친구 관계도 중요시하여 만나면 기분 좋은 친구로 누구에게나 기억이 되었다.

미국에 들어와 살면서 3년이나 5년에 한 번씩 한국 방문을 하였으니 옛 친구들을 만나는 것도 쉬운 일이 아니었는데 처음 한국에 나갔을 때 그는 직장을 잡고 좋은 아가씨를 만나 신혼 생활을 즐긴다는 소식을 들었고 나중에 그의 교통사고 소식을 들었다. 다행히 목숨은 건졌는데 혼수 상태에서 깨어나질 않는다는 것이었다. 식물인간이 된 것이다. 그 가정에 태어난 딸 하나를 데리고 부인은 이혼해 나갔고, 홀로 계신 어머니께서 동주를 돌보시는 상황이 되었다.

유산균은 물도 있고 영양분이 풍부한 곳에 적당한 온도를 마련해 주면 잘 자란다. 요즈음에는 기술이 발달해 이 유산균들을 한 숟갈에 200억 마리 정도 물도 없는 가루로 만들어 보관할 수 있다. 바람에 날리면 먼지요 호호 불면 잘 마른 밀가루를 부는 것 같다. 하지만 이런 놈들을 먹기 좋은 맛있는 국 같은, 그들의 음식을 마련해 놓고 풀어 놓으면 다시 활발하게 살아난다. 유산균은 아니지만 바실루스라는 놈들은 살기 힘든 상황이 되면 포자라는 형태로 변해서 1년 2년이 지난 후라도 다시 좋은 상황을 마련해 주면 신나게 다시 살아난다. 누워 있는 내 친구를 보며 이런 유산균처럼 다시 일어나 주기를 얼마나 바랐는가? 그러나 내 사랑하는 친구는 그렇지 못하다. 우리는 고등 동물이기 때문에 받는 축복이 많은 대신 이런 축복은 받지 못하고 있는 것이다.

그리고 20여 년의 세월이 지났다. 오랜만에 미국에 사는 나의 다른 친구를 통해 동주 어머니 소식을 들었다. 아직도 아들을 돌보시며 살아가시는 동주 어머니를 나의 친구는 한국을 방문할 때

마다 찾아가 인사를 드리곤 했단다. 여러가지 감정이 겹치겠지만 아들처럼 찾아와 주는 아들 친구를 반기시면서 아들이 깨어나는 착각도 하셨으리라. "우리 아들 곧 깨어날 거야. 우리 아들 일어날 때까지 살아야지에" 하며 20년 전에도, 지금도, 앞으로도 희망을 버리지 아니하시는 그 바람을 계속 듣는다고 했다.

이제 나도 친구와 함께 연말이 되면 어떻게 지내시는지 동주 어머님께 안부 인사를 글로 드린다. 내가 한국에 나오면 막걸리 한 잔을 사주고 싶으시다는 말을 친구를 통해 전해 들으면서 씩씩하게 살아가시는 동주 어머님이 감사하기도 하고 또한 나도 위안을 받는다. 우리는 고등 동물이기에 육신이 쉽게 다시 살아날 수는 없지만 식물인간인 동주를 통해서도 오가는 따뜻한 정을 나눌 수 있는 것이다.

동주 어머니는 힘든 세월을 살고 계실지라도 희망을 주는 아들을 가진 복도 있으시다.

오리

인디애나 주의 우리 회사가 있는 동네는 겨울에 눈도 많이 오고 아주 춥기도 하지만 봄철의 기후도 만만치 않다. 또한 5월경이 되면 찬 공기와 따스한 공기가 만나는 지역이 되어 토네이도라는 광풍이 몰아친다. 이 토네이도가 터치다운했던 40년쯤 전엔 이 광풍의 터치다운으로 인해 약 200여 명이 목숨을 잃기도 했다고 한다.

그러나 5월은 여름이 시작되기 전의 맑은 날씨와 따뜻한 기온을 즐기는 좋은 시절이기도 하다. 아내와 함께 오랜만에 골프장에 가서 연못 주위에 옹기종기 모여 기분 내고 있는 오리를 보면서 골프를 즐기고 있었다. 한 홀을 끝내고 다음 홀에 가려는데 갑자기 오리 떼가 꽥꽥거리는 소리가 시끄럽게 들리고 집단 이동하는 소동이 벌어지는 것이었다. 아니 웬 난리야 시끄럽게!! 하면서 주위를 둘러보아도 별 이상 징후를 찾지 못해서 다음 홀에 나갔는데 갑자기 센 바람이 불고 검은 구름이 몰려오고 굵은 빗방울이 정신없이 쏟아지는 것이다. 모든 것이 10분 사이의 일이다. 골프채 다 팽개치고 큰나무 뒤에 숨었는데 이 큰나무도 휘청거린다. 야!! 내가 광풍의 중심에 있구나 하는 생각과 함께 이렇게 죽을 수도 있겠구나 하는 생각까지 났다.

이거 너무 허망하게 죽네, 이렇게 죽는 것이 내가 생각하는 마지막 장면이 아닌데, 오리들은 의리없게 자기들만 도망가냐 하는 생각들이 줄줄이 났다. 죽음을 준비 못한 것이 속상하고, 옆에 있는 아내도 너무 불쌍하고, 나의 사랑하는 아들과 딸의 얼굴도 생각나는 것이었다. 하늘이 쩍쩍 갈라지며 번개가 치기 시작하니 이미 물바닥이 된 그 자리에서는 먼저 벼락맞기 십상이겠다는 생각이 들어 "살려주세요"라고 기도 한번 세게 하고 아내와 손을 잡고 인가 쪽으로 죽을힘을 다해 뛰었다. 그리고 살았다. 영화 한번 실감 나게 찍은 것이다.

미물인 오리도 우리보다 나은 점이 있다. 우리는 둔해 알지 못하는 것을 그들은 미리 알아차리고 대비를 한 것이다. 사실 그들의 말로 우리에게 경보를 했을지도 모른다. 우리가 그들의 감지능력을 믿고 있었다면 그들과 함께 조치를 취했을 수도 있었으리

라. 가만히 생각하니 유산균들은 마치 물건 생산하는 공장처럼 열심히 우리에게 필요한 것을 만들어 낸다. 닭이 달걀을 날마다 낳아 자기가 할 일을 하고, 우리는 그들의 목적과는 상관없이 달걀을 우리의 중요한 식품으로 사용한다. 또 우리는 유산균이 만들어 내는 물질도 먹고 그 유산균도 먹어 우리의 삶을 윤택하게 한다. 오리가 "꾸에 꽥" 했던 소리는 "지금 이 장소는 위험하니 도망가세요"라는 말이었던 같다. 혹시 나의 유산균들도 어떤 민감한 인지 능력을 가지고 있어 그들만의 언어로 나에게 수없이 외치고 경고하지는 않았을까? 그렇다면 알아듣지 못한 채 싱글벙글 멍청하게 바라보고 있는 나를 보며 얼마나 안타까워했을까? 내가 지금 그날의 충격으로 상상력이 엉켜 이상한 동화를 쓰고 있는지는 모르지만 어쨌건 유산균은 우리가 가지지 못한 다른 능력이 있음을 인지하고 그들과의 소통을 계속하고 이해하는 사람도 필요하다고 생각해 본다.

죽음을 준비하라는 말은 나와 상관없는 것이고 별 관심이 없었는데 이 일로 다시 나의 삶을 점검하게 되었으니 삶에서의 역경이나 어려운 일들이 우리를 성장시켜 주는 도구가 됨을 다시 실감한다. 죽을 때 가지고 갈 것은 아무것도 없다. 평소에 아꼈던 나의 골프채도 헌신짝처럼 팽개치고 이 위기를 어떻게 벗어날까를 생각할 때 필름의 영상처럼 지나가는 생각들은 나의 무식함과 후회, 반성 그리고 사랑하는 사람들에 대한 것이었으니 이런 일을 자주 겪어야 철이 드나 보다.

그의 신발을 신어보면……

"얘, 이 컴퓨터가 잘 안 되는데 고장났나 보다. 좀 봐 주련?" 이렇게 컴퓨터 전문가인 아들에게 물어보면 거의 100% 그것은 엉뚱한 키를 눌렀거나 아주 간단한 것을 몰라서 작동이 안 되는 것으로 결론이 난다. 나보다 조금 더 컴퓨터를 겁내는 아내는 무식이 폭로되는 것 같은 기분이 들기도 하고 해서 아들에게 이런 부탁하기를 꺼려한다. 그래서 가능한 한 나에게 묻기도 해 조금 편하게 해결을 보기도 한다. 물론 나는 정성을 다해 참을성 있게 설명을 해준다고 생각하지만 본인은 어떻게 생각하는지 모른다. 어쨌건 요즈음 나오는 아이 팟이니, 새로운 전화기니 많은 일상의 제품들이 나이 든 사람들을 불편케 하기도 한다. 무시당하는 것도 같고 젊은 세대와의 격차를 확실히 느끼는 때이기도 하다.

이러한 과정을 겪으면서 나의 아내는 자신의 어머니가 물어오셨던 동일한 질문을 회상한다. 정말 간단하고 아무것도 아닌 것인데 이해를 못하고 자꾸만 물어 오시면 짜증이 났다는 것이다. 이제 세월이 지나 우리의 자식들에게 비슷한 대우를 받는 것이다. "너도 두고 봐라, 30년도 아니다, 20년만 기다려 보렴" 하며 위안을 하기도 한다.

우리는 일상생활에서 아무것도 아닌 일로 인해 상대방의 감정을 다치게 하고 서운해 하기도 한다. 상대방의 입장이 되어보면 충분히 참을성을 보일 수도 있고 아름다운 이야기를 남길 수도 있는데 우리는 때로 30년이라는 세월을 보내고 나서야 깨닫기도 하는 것이다. 내 경험으로 미루어 보면 상대방을 이해하는 마음을 가질 때 나중에 후회하고 아쉬운 일이 확실히 적었다.

유산균들을 다루는 데는 사실 많은 주의가 필요하다. 너무 작아 눈에 보이지 않는 것을 대해야 하기 때문에 신경 쓸 것들이 많다. 특히 공기 중에 있는 잡균에 오염되어 버리면 깨끗한 유산균을 키울 수 없기에 눈에는 안 보이지만 보이는 것처럼 행동해야 하는 것이다. 잘 설명해 주었는데 또 실수를 하는 경우가 많다. 왜 이렇게 둔할까 하며 속상했던 적이 있었는데 언젠가부터 나는 오랫동안 이런 일을 해 왔기 때문에 하나도 어렵지 않은데 새롭게 시작하는 작업자들은 여간 어려운 게 아닌가 보다라고 생각하였다. 나도 이런 적이 있었다는 것을 상기하는 것이다. 그들을 이해하고 참을성을 보일 때에야 그들도 실수 없이 공정을 수행하는 것을 여러 차례 경험했다.

    나의 약했던 때를, 내가 했던 많은 실수들을 기억하면서 나같이 똑똑한 사람도 이런 실수들을 하는데 보통 사람들이야 어떻겠노! 하는 마음을 가지면 자신이 잘났다고 생각해 기분도 좋을 것이고 남을 넓게 이해해 주어 칭송도 받고 하니 이것도 일석이조라고 할 수 있으리라.

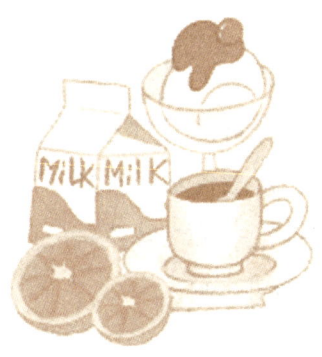

섞어 비빔밥

　요즈음 젊은 사람들과 이야기해 보면 음식 만드는 데 관심 있는 남자들이 의외로 많다. 미역국을 끓일 때 먼저 미역을 참기름과 마늘 양념에다 달달 볶다가 간장으로 간을 맞춘 다음 국물의 맛을 내는 것을 잘해야 한다는 등 각자가 가지고 있는 주특기 음식이 하나씩은 있는 듯하다. 주말이면 아빠의 주특기 특식을 기다리는 아이들과 좋은 교제거리를 만들 수도 있어서 좋다. 또한 아내들은 남편이 이러한 특기가 없었다면 결혼을 생각하지도 않았을지 모르겠다. 오늘은 남편들의 주특기 자랑에서 겨우 턱걸이한 사람이 인스턴트 식품인 라면을 기가 막히게 맛있게 끓여서 '라면 하면 아빠!!' 라는 것을 아이들에게 확실히 심어 주었다는 말을 들었다. 행복한 가정들의 모습이다. 그런데 요리사 등급에서 나의 위치는 어디인가? 언젠가 삶은 계란 만든다고 물에 달걀 넣고 끓이다가 깜박하여 물이 말라 닳은 뚜껑 안 덮은 뜨거운 냄비로 펑펑 튀기는 계란 폭탄을 만든 것을 생각하니 나는 남의 특기 자랑을 들어 주는 좋은 관객으로 앉아 있어야만 했다.

　음식을 만드는 즐거움이 여성 전용의 시대를 지나 남녀 공용의 시대로 들어갔다. 이것은 하나의 작품을 만드는 것이니 자기가 조합하여 만들어 내는 음식의 맛이 은밀하면서도 깊이 있게 사람들의 혀를 건드리면 이에서 나오는 기쁨도 대단하다고 한다. 행함에서 나오는 즐거움이 이런 것에도 있다고 하면 나이 드신 분들이 이해를 하실까 궁금하다.

　즐거운 삶을 살려면 우선 능동적이어야 한다. 움직이면서, 만들어 나가면서 즐거움을 느끼는 것이다. 또한 나의 움직임에 대한 반응이 오면 이것으로 인해 신나는 삶을 이어나갈 수 있는 것이다. 믿는 것도 실제로 행해야 자기가 믿는다는 것을 확인할 수 있듯이 생각에만 머무르지 않고 만들어 보면서 또는 일을 추진하면서 그 속에서 즐거움을 찾는 지혜를 가져야겠다. 이제는 아내를 따라서 쇼핑몰에 갔다가 음식요리 무료특강이라며 유명한 요리사가 주제 강사로 나서는 가게 앞을 지나면 참석자용 의자에 앉아 마지막 디저트 만드는 때까지 참여하며 즐긴다. 옛날에는 생각하지도 못했던 요리 강습에 참여하는 일도 하는 내가 아닌가! 시도해보지 못할 일이 어디 있다는 말인가!!

지난번 저녁 식사에 초대받아 간 선배네 집에서는 남편이 특별히 우리를 위하여 음식을 준비했는데 미국에 살면서 먹어 본 것 중 제일 맛있는 필레미뇽 스테이크를 만들어 주었다. 우리는 음식을 준비하는 그들과 즐겁게 교제하며 모든 음식을 맛있게 먹었다. 그들 또한 칭찬을 아끼지 아니하며 맛있게 먹어 주는 우리와의 시간을 즐겼을 것이다. 먹는 즐거움, 음식을 준비하는 즐거움을 가질 수 있는 삶이 또 하나의 장수로 가는 길이라고 생각한다.

가만히 생각하니 나도 하나 하는 것이 있다!! 나는 비빔밥을 잘 섞는다. 이것저것 섞을 때 단맛, 신맛, 고소한 맛, 영양가를 사실은 다 생각하면서 과학적으로 섞어 젓는다. 그래서 그런지 내 입맛으로는 상당히 맛있는 비빔밥을 만든다고 생각한다. 나의 특기 비빔밥은 섞어 비빔밥이다. 허나 이것 외에 시대에 맞게 새로운 특기를 개발해야 하는 것이 아닌지?

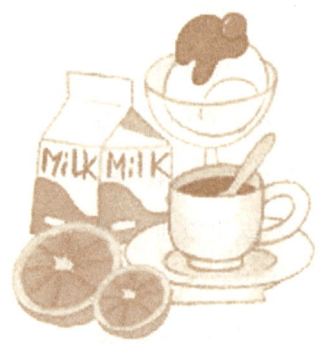

장독대

　　나성 지역에 사는 분은 못 느끼시겠지만 자식들의 초청으로 미국에 오신 미국 시골에 사시는 나이 드신 아버님, 어머님들은 고향의 그리움이 더 짙다. 나성에서야 나성구 풀러동(한국 사람들이 많이 사는 동네)은 한국에 사는 것과 다를 바 없어서 고국의 맛을 그리워하는 일이 없겠지만 그렇지 못한 지역도 많다.

　　미국에서 공부를 마치고 처음 직장 따라 찾아간 곳, 엘카르트라는 인구 6만의 마을은 미국 인디애나 주에 있어 이곳에 사는 사람들을 '후지어'라고 부른다. 옛날 서부로 가는 길, 지나가는 사람들이 혹 집에 들어오려고 할 때 놀라서 "당신 누구야?" 하고 물었던 영어의 말 표현이 "후즈 잇?" 이어서 "후즈잇?" 하는 사람 즉 "후지어"이다. 이런 시골의 후진 동네여서인지 한국 사람은 아주 적어서 내 아들이 졸업한 고등학교의 700명 졸업생 중 3명 만이 동양 사람이니 이 동네에 자식 따라 이민 오신 어르신들의 답답함은 상상을 초월하리라.

한 할머니가 우리 동네에 오셨는데 낮에 자녀들은 일하러 나가고 혼자서 혹시 한국 사람을 어디서 만날 수 있을까 생각해 보았다. '그렇지 한국 사람들의 집에는 빨랫줄이 있겠거니!' 하고선 이웃을 기웃거렸다. 이 작전은 물론 실패하고, 다시 생각해 보니 더 정확한 '장독대'를 생각해 내시었다. 한국 사람이면 고추장, 간장, 된장을 만들 것이고, 김치독이 있을 것이다 하며 온 동네를 다리가 아프도록 돌아다니시다가 낙심하셨다는 이야기를 듣고선 그냥 가슴이 찡해지고 말았다.

장독대는 한국인의 필수 식품, 간장, 된장, 고추장, 김칫독들이 자리 잡는 곳이다. 간장, 된장은 메주를 쑤어서 만드는데 이 메주는 공기 중 특히 쌀 짚에서 잘 자라는 진균류로 분류되는 곰팡이라는 균이 삶은 콩을 발효시켜 만들어지는 것이다. 이름은 아스퍼질루스라는 놈인데 검정 색깔을 내는 것도 있고 노랗거나 녹색을 내는 애들도 있다. 노랑이나 녹색을 내는 애들이 맛 좋고 냄새 좋은 메주를 만들어 준다. 또한 가정에서 만드는 메주에서는 잡균이 되는 박테리아가 함께 자라 냄새가 꼬록꼬록하여 서양의 향이 강한 치즈와 버금가게 지독하다. 이 균들이 만들어 내는 효소는 분해력이 강해 우리의 소화를 돕고, 우리 인체의 건강에 도움을 주는 여러가지 발효 생성물을 만들어 낸다.

물론 김치는 두말할 것도 없이 유산균 발효에 의해 되는 것으로 펀거스 등이 자라면 이는 잡균에 오염되는 것으로 김치의 품질을 저하시킨다. 장독대는 한국의 정통 발효 식품을 만들고 보관하는 데 중요한 역할을 한다. 김치의 경우 온도 조절이 중요한데, 땅속에 김칫독을 묻어 온도 조절을 해주면 겨울 동치미 같은 기가 막힌 맛을 내는 김치나, 묵은 김치라는 세계 유일의 감칠맛 나는 특선품을 선사해 주는 것이다.

한때 시들해졌던 한인회가 '장독대를 찾는 할머니'를 알림으로 고향에 대한 향수를 다시 불러일으켰고, 서로 푸짐히 한식을 마련해 어르신들과의 교제를 나누는 모임을 재개했다. 역시 장독대는 우리 나이 든 세대에게 잊으려야 잊을 수 없는 고향의 추억과 맛을 전달해 주는 따뜻한 장소이다.

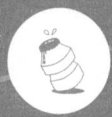

'더 장수' 하십시오

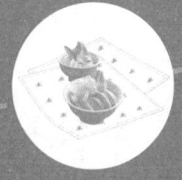

6장

환경 회복의 기수 | 유산균 먹는 녹슨 폐차 | 캥거루 방귀 | 조(CHO)씨와 오(OH)씨 | '더 장수' 하세요

1장. 유산균과 장수

2장. 나의 꿈 유산균

3장. 가장 중요한 한 마리

4장. 내 사랑 유산균

5장. 로즈마리 치킨

6장. '더 장수' 하십시오

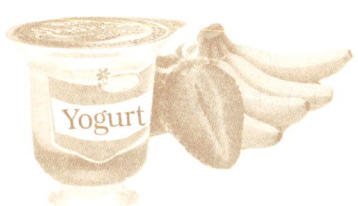

환경 회복의 기수

우리는 장수의 축복을 누리길 원한다. 의술의 발달에 의해 우리의 수명은 놀랄 정도로 연장되었고, 식생활에 대한 지식의 향상과 풍부한 식량 자원으로 수명 연장의 길은 탄탄대로를 만들고 있는 듯하다. 그러나 여기에 복병이 있으니 옛날에는 생각지 못했던 새로운 문제점들이 고개를 들기 시작한 것이다. 이 복병들이 우리의 수명 연장의 꿈을, 건강하게 오래 사는 장수의 축복을 빼앗아 가고 있다.

농작물 재배 때 화학비료와 살충제를 사용하는 것은 수확량을 엄청나게 늘리기 때문에 빼놓을 수 없는 필수품이 되어 버렸다.

나무 젓가락을 빨리, 잘 마르게 한다고 사용한 화학물질이나 생선의 무게를 늘리기 위해 악덕 업주들이 물고기에 인체에 해로운 납을 넣는 죄악된 상술이 아니더라도 우리는 우리가 열심히 만든, 우리의 삶에 도움이 되라는 물질 때문에 오히려 해를 입는 상황까지 만들어 내고 말았다.(마치 노벨이 화약을 만들어 인류에 도움을 줄 줄 알았더니 살상하는 무기가 되어버려 이를 회개하느라 노벨 평화상을 만든 것처럼).

수질 오염과 대기 오염은 하루도 숨 쉬지 않고 물 마시지 않고 살아갈 수 없는 우리에겐 간과할 수 없는 문제이다. 옛날 봉이 김선달은 대동 강물을 팔아먹었지만 지금은 그 비싸다는 기름값보다 더 돈을 주고(1달러 50전에 500cc짜리 물을 사면 1gal이 될 때는 11달러가 넘으니 비싼 기름값의 2배도 넘는다.) 물을 사서 마시기도 하니 이는 문제 중의 왕 문제이다. 김선달은 사람을 속여 일시적으로 물을 팔았지만 요즈음은 물의 중요성을 알고 좋은 물이라면 돈을 많이 주고라도 사 마셔야 하는 세상이 되었으니 우리는 사실 심각해져야 한다.

어차피 먹는 쪽에 중심을 두었으니 항생제 사용 문제를 보자. 우리가 먹는 고기(맛있는 통닭구이, 지글지글 삼겹살, 조선 갈비 등등)를 생산하기 위해 동물 사육도 기업화되었고 맘모스 형의 농장들이 형성되었다. 생산성 향상을 위해 동물들이 건강하게 잘 자라 살이 빨리 쪄서 우리의 식단에 올라야 하는데 살아 있는 동물이니 병이 걸리지 않을 수는 없다. 그래서 사용하는 항생제! 농가에서 사용되는 항생제의 양이 얼마나 되는지 아는가? 이 항생제가 고기 속에, 우유 속에 남아 있을 수 있는가? 여러분이 이 답을 찾아보기 바란다. 나의 결론은 항생제의 과다 사용은 우리 식단에 오르는 고기의 질과 우리의 건강에 영향을 미칠 수가 있다는 것이다. 만일 동물에 사용한 항생제에 저항력이 생긴 병원균이 생긴다면, 그리고 이 병원균이 우리를 공격한다면 우리는 치료하기가 힘든 상황에 처하고 만다. 또한 항생제가 남아 있는 고기를 먹게 된다면 우리가 항생제를 복용하는 셈이다. 참고로 항생제는 의사의 처방이 없으면 못 사며 장기 복용은 절대 권장하지 않는다.

나의 꿈은 내가 좋아하는 이 유산균들이 프로바이오틱스(잡균을 죽이면서도 항생제처럼 나쁜 영향을 주지 않는 것)의 역할을 잘 감당하여 항생제를 적게 사용하고 동물들을 건강하게 키우는 것이다. 유산균은 경찰 역할을 하면서 자신이 죽을 때 더 이상 문제를 제기하는 일이 없기 때문에 항생제 같은 위험성이 없다. 지금도 우리 공장에서 생산되는 장한 유산균들이 항생제 역할을 대신 감당하기 위해 미국 전역의 목장에 나가고 있다.

우리는 자연을 다시 회복해야 한다. 농약과 항생제와 대기 오염이 없는 환경으로 회복해야 한다. 우리가 마시는 물이 다시 깨끗해져야 한다. 환경에 고치기 어려운 요소들이 있더라도 우리는 하나씩 하나씩, 조금씩 조금씩이라도 줄여 나가는 노력을 해야 한다. 점점 높아지는 오가닉 제품의 인기가 우리의 건강에 대한 염원과 공해에 대한 인식도 향상을 말해 주는 것이다.

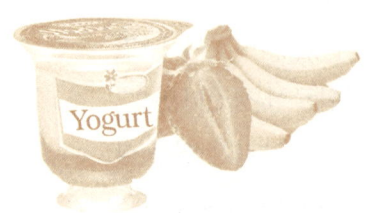

유산균 먹는 녹슨 폐차

　우리 회사가 유산균을 공급하고 있는 사업체를 찾아 비행기를 타고 텍사스의 아마렐로라는 조그만 도시를 찾아갔는데 여기저기에 누렇게 녹슨 폐차들이 모여 있는 엄청나게 큰 벌판을 보았다. 폐차의 양이 엄청났기 때문에 아니 무엇 때문에 미국의 폐차들을 텍사스에 잔뜩 모아 두나 하는 의구심이 들었는데 나를 맞이한 사람들이 안내한 곳은 내가 비행기 속에서 본 폐차장이었다. 그 지역에 비육우(肥肉牛)를 키우는 농장들이 몇 개 있는데 보통 한 농장에서 키우는 소가 5만에서 6만 마리란다. 이 많은 누런 소들이 함께 모여 있어 집단을 이루니 이것을 폐차들을 모아 둔 곳으로 잘못 본 것이다.

소 사료를 직접 섞는 기계로부터 소 밥통까지 그 규모가 입을 벌어지게 한다. 카우보이들이 말 대신 트럭을 몰고 소먹이통 한 쪽에서 다른 한쪽으로 이동하니 이것 또한 볼 만한 것이다. 그러나 제일 신나는 것은 이 많은 녹슨 폐차들이 내가 만드는 유산균을 매일 먹는다는 사실이다.

사실 조그만 회사지만 내게 딸린 사람들이 있다. 특히 시간제로 일하는 직원은 일이 없으면 일찍 돌아가야 하니 그들은 우리 회사가 계속 일거리가 있는 회사가 되길 바란다. 성경에 나오는 예화에서는 하루 품삯을 주는 농장주가 아침에 데리고 온 일꾼이나 오후가 다 지난 후에 데리고 온 일꾼이나 동일한 하루 양식에 해당하는 임금을 지불하였다. 주인 마음이지만 그 주인의 기준은 하루종일 일거리를 줄 사람을 애타게 기다렸던 사람의 시간도 계산해서 하루의 일당을 준 것이리라. 나도 이러고 싶은데 그렇게는 못하는 실정이니 계속 일거리가 있도록 부지런히 주문을 받아 와야 한다. 나는 그들을 먹이고 그들의 가족까지도 먹여 살려야 하는 책임이 있는 것이다. 이러한 책임이 있음을 감사해 하고, 그래서 많은 녹슨 폐차들이 내가 만드는 유산균을 먹는 것은 나의 책임을 감당할 수 있는 일이 되어 다행인 것이다.

한 농장에서 5만 마리를 먹이려면 하루에 소요되는 사료도 보통이 아니다. 예로 비육우는 6개월 동안 송아지를 기르는데 최소한의 사료로 최대한 살이 찌게 해야 한다. 요즈음에는 옥수수를 알코올로 바꾸는 대체 연료를 만든다고 하여 옥수수 값도 비싸져 사료 값도 겁없이 올라간다. 그런데 우리가 만든 유산균을 사료와 함께 먹으면 더 적은 사료로 목적하는 살을 찌게 만드는 것이다. 약을 먹여서가 아니라 소의 건강 상태를 좋게 만들어 주어 소가 무럭무럭 잘 자라고 소화도 잘 되게 하기 때문이리라.

내게 딸린 사람들이 평안히 잘 사는 것도 좋지만 우리가 만든 유산균으로 인해 아프지 않고 건강하게 지내는 소들, 나의 귀여운 녹슨 폐차들을 보는 것이 나를 행복하게 한다.

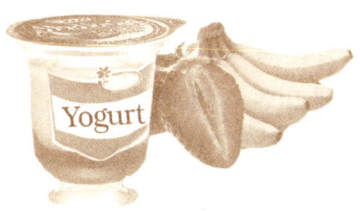

캥거루 방귀

　　콜로라도의 시골 그릴리 지역을 가면 자동차나 사람으로 인한 공해가 없는데도 냄새가 고약하다. 이곳에는 소 등 동물을 죽이는 도살장이 있고, 그 동물들에서 나온 분변 등으로 인해 냄새가 고약한 것이라고 한다. 이 냄새는 고약할 뿐만 아니라 메탄가스가 주성분이라서 환경공해와도 관련이 된다. 소나 양도 방귀를 뀌는데 이 방귀의 구성원은 메탄가스로 이 가스는 전체 지구를 온난하게 만드는 원인을 제공하는 나쁜 물질인 것이다.

　　오스트랄리아의 과학자는 캥거루가 메탄가스 방귀를 뀌지 않는 것을 발견했고, 왜 캥거루는 메탄가스로 인한 공해 제공자 명

단에서 벗어났을까를 연구했다. 캥거루의 위는 소처럼 두 개가 있는데 처음 위에는 각종 박테리아가 살고 있어 사료를 분해한다. 이 중의 어떤 박테리아는 메탄가스를 다른 물질로 바꾸어 주기 때문에 이러한 균을 골라서 소나 양 등에 먹여 주면 메탄가스 방귀를 줄이고 결과적으로 지구 온난화 현상을 막을 수 있다는 것이다.

이처럼 박테리아의 이용 영역은 그 끝이 보이지 않을 정도로 넓다. 유산균도 유산을 만들어 내지만 어떤 유산균은 유산과 초산을 함께 만든다. 물론 탄산 가스를 만들기도 한다. 아세토박터라는 다른 균은 초산을 잘 만들어 어떤 공장에서는 화학적으로가 아닌 자연 초산을 대량으로 생산하여 전 세계에 보급한다. 물론 제약 쪽의 박테리아 이용도 대단하고, 요즈음에는 효모에 박테리아 유전자를 넣어 우리가 원하는 바를 이루고자 한다.

동양 사람들은 유전적으로 우유의 유당을 쉽게 소화 못한다. 그러나 유산균이 있는 요구르트는 유산균에 의해 우유의 유당을 일부 분해해서 유당 함유를 줄일뿐더러 살아남은 유산균이 장에까지 유당 분해 능력을 가지고 갈 수가 있다. 그러나 이것만으로 부족하므로 확실히 도움을 주기 위해 우리는 유당 분해 효소를 사용하기도 한다. 나는 이 유당 분해 효소를 대량으로 만드는 데에 관심이 많다. 박테리아나 효모란 녀석들 모두가 유당 분해 효소를 만들어 내지만 어떤 효소는 산도가 낮으면 안 되기도 하고 어떤 효소는 산도가 적당히 높을 때만 효과가 있다. 두 가지 균의 장점을 다 사용하여 효소 생성을 하면 내가 원하는 조건에 맞는 유당 분해 효소를 대량으로 생산할 수가 있는 것이다. 우유만 먹으면 배가 부글부글한 사람들의 완전한 해방을 위한 축배를 들 날이 있으리라. 위하여!!

균을 이용하는 이런 아이디어는 좋지만 다른 각도에서 우리가 하는 일들이 생각지 않게 큰 문제를 만드는 원인 제공을 할 수도 있다는 생각도 해본다. 자연의 법칙을 깬다든지 괴물을 만들어 내면 곤란하다는 것이다. 항상 돌아보며 신중하게 일을 진행하는 마음을 과학자들은 가져야 할 것이다.

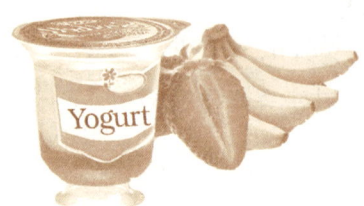

조(CHO)씨와 오(OH)씨

근 십여 년간 살았던 오세올라 동네의 우리 집 옆엔 2분만 차를 타고 가면 공동 묘지가 나온다. 이태리나 프랑스를 가면 아니 거기까지 안 가도 미국 내의 뉴올리언스나 보스턴에만 가도 나는 공동 묘지를 잘 찾아간다. 이상하게 매력이 느껴지고 내가 갈 곳으로 생각돼서 그런지, 아니면 나보다 먼저 간 사람들의 모습을 느끼고 싶어서인지 친근감이 간다. 비석들의 모습, 묘지의 모양, 동상 등 죽음과 생을 동시에 볼 수 있는 곳이어서인지 다른 곳보다 더 눈여겨 봐지고 재미도 있다. 무엇보다 좋은 것은 나를 다시 돌아보는 시간을 가질 수가 있기 때문이리라.

항상 묘지를 지나다니니 아직 초등학교에 다니던 아들도 자연스럽게 아내와 내가 죽으면 어디에 묻어드릴까요 하고 묻기도 한다. 아니 죽는 일이 간단하고 쉬운 것인가? 죽을 때 제발 고통 없이 가기를 바라지만 이것도 내 마음대로는 못하는 것이다. 어쨌건 아들의 물음 즉 한국에 묻어드릴지 미국 땅에 묻어드릴지의 질문에 한국까지 가기는 힘들 테니 미국에 묻어 달라고 했고 그것도 네 뒷마당에 묻으면 힘들게 왔다갔다 안할 테니 뒷마당에 묻어다오 했다. 그것은 좀 섬뜩했나 보다. 금방 "노"라고 한다.

사람은 공기가 없으면 못 살지만 유산균은 공기가 없어야 더 잘 산다. 또 다른 박테리아도 공기 없을 때 더 잘 사는 놈들이 있다. 그래서 우리의 시신을 땅속에 꽁꽁 묻어 두어도 며칠이 안 되어서 박테리아가 우리의 몸을 잘 분해해 주는 것이다. 물로 가스로 혹은 화학 분자인 C, H, O와 N, P 등으로 즉 조(CHO)씨 문중의 장손과 몇 글자로 요약되는 횟가루로 변하는 것이다. 흙에서 와서 흙으로 돌아감을 절실히 배운다. 단백질의 구성원은 CHON이고 탄수화물의 구성원은 CHO이며 지방의 구성원도 CHO라는 것을 알면 생명의 비밀엔 조(CHO)씨가 열심히 관계된다는 사실이다. 참고로 우리의 생명에 없어서는 안 될 물의 구성원은 OH, 즉 조씨와 외사촌 간이 되는 오(OH)씨이다. 사람이 변하여 조씨 일가가 되는 즉 한 줌의 흙으로 돌아가는 우리의 육신이라면 마징가처럼 능력 있는 정의의 사나이 모습으로 있을 때 폼나게 살고, 바뀔 때 조용히 묻히는 게 좋겠다는 생각을 해본다.

한 가지 놀라운 것은 많은 사람들이 의외로 죽기에 아까운 나이에 흙이 된다는 사실이다. 두세 살 된 아이들도 있지만 의외로 젊은 나이의 남녀들이 공동묘지에 들어와 있으니 나도 빨리 세상에서 내 할 일을 해야겠구나 하는 생각이 든다. 혹시 내 말이 미심쩍거든 가까운 묘지를 방문해 보기를 바란다. 우리가 숨 쉬고 살아 있는 것이 축복이라는 것도 생각나게 해주니 묘지는 우리의 좋은 이웃이다.

내가 묻힐 곳이 다시 조씨 일가가 되는 일이라면 어느 곳에 묻히든 상관이 없다고 생각된다. 한국의 흙이나 미국의 흙이 다를 게 무엇이겠나! 이럴 때 생각되는 것이 나의 영혼 문제이니 나의 본향인 하늘나라를 생각하는 마음이 더 진솔해진다. 석양 노을이 질 때 아직도 나그네 인생길이라는 생각과 본향을 그리워하는 마음이 생기니 이것이 우리의 모습인가 보다.

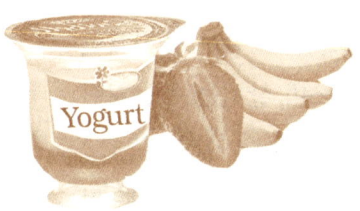

'더 장수' 하세요

　소설가가 글을 쓰면 마지막에 클라이맥스로 몰아갔다가 전격적으로 끝을 맺는다. 글을 쓸 때 '기승전결'의 원칙을 지켜야 한다고 중학교 때 배운 것도 같다. 허나 본인은 글 쓰는 사람이 아니니 매끄럽지 못함을 용서해 달라. 나는 결론을 급하게 맺기를 좋아하니 파격적인 기법과 새로운 독창성으로 봐 주시면 한다.

　'더 장수'의 정의: 오래 사는 것이 장수라고 하지만 '더 장수'의 정의는, 몸이 아프지 않고 마음이 평안하고 기쁘게 오래 사는 것이다. 즉 '더 장수'는 더 길게 사는 것이 아니라 행복하게 복을 누리며 오래 사는 것인데 나는 이것이 우리가 이 땅에서 받는 최고의 축복 중 하나라고 생각한다.

 육신의 몸이 건강한 것은, 첫째로 부모로부터 받은 유전적인 인자도 무시 못한다. 그러나 황소처럼 힘 쓰며 살지는 못할지언정 나처럼 골골한 사람이라도 골골 80이라지 않는가? 오래는 살 수 있다. 건강치 못한 몸이라도 잘 관리하면 오래 살 수 있다는 것이 나의 주장이다. 태어날 때 받은 것은 내 책임이 아니니 제외하고, 나의 노력으로는 받은 몸 잘 관리하여 건강하게 만드는 일일 것이다. 이것이 우리가 해야 할 의무라고 생각한다. 옛날에는 부모에게 받은 몸이라고 머리 깎기도 조심해서 머리 따고 다녔던 시절도 있었는데 우리 몸뚱아리는 하늘에서 내리신 축복이니 잘 가꾸어야 할 일이다. 이 몸을 가지고 우리는 느끼고 맛보고 교제하고 있으니 '희노애락'을 다 담고 살아가는 복주머니가 아닌가 말이다.

 이 건강한 몸을 가지려면 3가지 요소 즉, 식사, 운동, 의욕이 있어야 함을 말했다. 잘 먹고(많이 먹는다는 말이 아니다), 적당한 운동을 꾸준히 하고, 무엇보다도 즐겁고 긍정적으로 세상을 보며 삶의 의욕이 있어야 한다. 요즈음에는 건강을 유지할 수 있는 식품을 골라서 먹을 수 있고, 운동을 위한 보조 기구나 시설들이 많으니 이 두 가지는 관리하기가 쉬운 편이다. 허나 삶에 대한 긍정적인 태도나 의욕은 오늘 같은 세상에서 혼자 감당하기 힘든 요소임을 인정한다. 당장 지금의 상황이 피곤하고 불안한 경우도 많을 것이고, 세상이 겁나거나 혹은 별 의미가 없는 것처럼 생각될 수도 있다. 청년들에게 비전을 가지라고 하지만 비전은 우리 모두가 죽을 때까지 가져야 하는 것이다. 힘이 있는 비전은 많은 경우 자신을 위한 욕심보다 남을 위한 자비의 마음에서 생기는 것이다.

넉넉한 마음을 가지는 방법을 배우자. 사랑을 배우자. 혼자 안 될 때 함께 연구하며 배우도록 하자. 힘들고 괴로울 때 함께 울어 주자. 큰소리로 함께 울어 주는 우리의 사랑이 우리를 회복시켜 주어 건강케 할 것이다. 기쁠 때 같이 신나게 기뻐해 주자. 기쁨이 그에게서 나로 넘치고 다시 내게서 그에게로 넘쳐 우리가 하나가 되는 기쁨이 또 넘칠 것이다. 나에게 의욕을 주는, 비전을 주는, 넉넉한 마음을 주는, 무엇보다도 기쁨과 사랑의 힘을 주는 원천을 찾아야 할 것이다.

장수를 하려면 우리가 사는 환경이 깨끗해야 한다. 해가 안 되는 음식을 가려 먹어야 하고 오염되지 않은 자연환경을 우리가 만들며 지켜 나가야 할 것이다. 그러나 인명지재천이라고 하늘에서 언제 나를 데려가실지는 모르는 일이다. 매일매일 오늘이 마지막이 될지도 모른다고 생각하고 세상 욕심 부리지 말고 기쁘고 넉넉하게 살아가자.

유산균이라는 조그만 미생물 하나에 내 인생을 바쳤지만 나의 일이, 그리고 유산균과 함께한 내 삶을 기록한 이 글들이 우리 모두가 '더 장수' 로 가는 길에 아스팔트를 까는 일의 일부를 담당하기를 기대해 본다.
　우리 함께 그 길에 서서 흐뭇해 보자.

락토바실루스 (Lactobacillus) 종류

1. 주로 유산만 생성하는 균

1) D(−) 유산 생성

   Lactobacillus delbrueckii

   Lactobacillus leichmannii

   Lactobacillus jensenii

   Lactobacillus lactis

   Lactobacillus bulgaricus

   Lactobacillus coryniformis

   Lactobacillus homohiochii

2) DL 유산 생성

   Lactobacillus helveticus

   Lactobacillus acidophilus

   Lactobacillus casei

Lactobacillus plantarum

Lactobacillus curvatus

3) L(+) 유산 생성

Lactobacillus salivarius

Lactobacillus casei subsp. casei

Lactobacillus casei subsp. rhamnosus

Lactobacillus casei subsp. alactosus

Lactobacillus casei subsp. tolerans

Lactobacillus xylosus

2. 유산과 초산을 생성하는 균

Lactobacillus fermentum

Lactobacillus cellobiosus

Lactobacillus brevis

Lactobacillus buchneri

Lactobacillus viridescens

Lactobacillus coprophilus

Lactobacillus hilgardii

판권
소유

요구르트 박사와 건강 라이프
 유산균 먹는 녹슨 폐차

2008년 9월 5일 인쇄
2008년 9월 10일 발행

지은이 | 김형수
발행인 | 방주석
발행처 | 도서출판 소망

주소 | 서울특별시 서대문구 충정로 2가 157 사조빌딩 403호
TEL | 02-392-4232
FAX | 02-392-4231

출판등록 / 제11-17호(1977.5.11)

값 9,000원

ISBN 978-89-7510-041-3 03230

＊책 값은 뒤표지에 있습니다.